La
Cure radicale
de la
Hernie inguinale

Leçons professées à l'Hôtel-Dieu

Par Le Docteur LUCAS-CHAMPIONNIÈRE

CHIRURGIEN HONORAIRE DE L'HOTEL-DIEU
MEMBRE DE L'ACADÉMIE DE MÉDECINE
PRÉSIDENT DE LA SOCIÉTÉ INTERNATIONALE DE CHIRURGIE

Avec 53 figures dans le texte

PARIS

G. STEINHEIL, ÉDITEUR

2, RUE CASIMIR-DELAVIGNE, 2

1909

LA CURE RADICALE

DE LA

HERNIE INGUINALE

La
Cure radicale
de la
Hernie inguinale

Leçons professées à l'Hôtel-Dieu

Par Le Docteur **LUCAS-CHAMPIONNIÈRE**

CHIRURGIEN HONORAIRE DE L'HOTEL-DIEU
MEMBRE DE L'ACADÉMIE DE MÉDECINE
PRÉSIDENT DE LA SOCIÉTÉ INTERNATIONALE DE CHIRURGIE

Avec 53 figures dans le texte

PARIS

G. STEINHEIL, ÉDITEUR

2, RUE CASIMIR-DELAVIGNE, 2

1909

AVANT-PROPOS

Ce volume, le premier d'une série de leçons sur la *cure radicale des hernies*, est consacré à une étude sur la cure radicale en général, mais surtout à ma méthode de *cure radicale de la hernie inguinale*.

Je suis aujourd'hui l'un des chirurgiens qui ont le plus anciennement étudié et pratiqué les opérations de cure radicale pour toutes les hernies. Il est facile de s'en assurer en parcourant l'index bibliographique qui énumère seulement une partie de mes publications. Mais surtout j'ai constitué une méthode de cure radicale des hernies inguinales qui diffère d'une façon fondamentale des autres méthodes et en particulier de la méthode de Bassini que l'on considère à juste titre comme l'un des plus éminents parmi ceux qui se sont consacrés à l'étude des opérations de hernie.

Ma méthode a pour elle la plus ancienne expérience. Son principe théorique est le renforcement d'une région faible exécuté sans exposer les cicatrices à des pressions directes et destructives. De nombreuses statistiques ont prouvé sa robustesse. Je l'ai fait connaître en un grand nombre de publications et surtout lorsque j'ai publié en 1892 une étude générale sur la cure radicale des hernies qui reste la monographie Française la plus considérable sur le sujet (1). J'ai fait des démonstrations pendant de longues années et j'ai

---

1. *Cure radicale des hernies avec une statistique de 275 opérations,* un vol. de 724 pages. (Prix Monthyon) chez Rueff, 1892.

fait publiquement un nombre considérable d'opérations. Malgré cela il m'a paru qu'elle était souvent mal connue de ceux qui ne me l'ont pas vu pratiquer. On m'a attribué des opinions et des manœuvres qui ne sont pas miennes. On a méconnu celles qui m'appartiennent.

Aussi, sans reprendre mon traité didactique, j'ai voulu me limiter ici à la démonstration la plus claire possible d'une opération qui est au premier rang de celles dont doit bénéficier l'humanité.

J'ai résumé des leçons que j'ai professées un grand nombre de fois, j'ai fait reproduire les planches schématiques que j'avais coutume de montrer pour mes leçons à l'Hôtel-Dieu et qui sont dues pour la plupart à M. Villandre, aide d'anatomie et l'un de mes meilleurs élèves, et de plus anciennes au Dr Le Marc Hadour qui, mon élève aussi, a depuis longtemps été initié à cette opération.

J'appelle toute l'attention sur ces figures schématiques. On pourra penser que, pour une opération aussi commune que la cure radicale, il eût été plus simple de faire des images exactes et même des photographies. C'est intentionnellement que je ne donne que des schémas. Je pense qu'en matière de médecine opératoire les schémas et les images truquées sont infiniment plus instructifs que les images exactes. Pour enseigner la médecine opératoire nous ne devons pas supposer le lecteur tellement ignorant que l'image exacte des parties lui soit nécessaire. Nos schémas représentent le principe qui doit servir de guide et s'appliquer, quelles que soient les variations de formes et de dimensions, quelles que soient les modifications de la région. Si on voulait donner une représentation exacte, il faudrait une foule de figures et encore ne réussirait-on pas à représenter toutes les variétés.

On pourra reprocher à ce livre des répétitions aussi flagrantes dans le texte que dans les figures. Ces répétitions voulues sont nécessaires pour donner un texte net et précis.

L'expérience de mes leçons m'a montré que ces répétitions sont indispensables pour donner les indications claires pour une opération dont les détails sont d'importance capitale.

Quoi qu'en puissent penser beaucoup d'opérateurs qui font l'opération fréquemment, rapidement et sans grande perfection, l'opération de cure radicale n'a de valeur réelle que lorsqu'elle est minutieusement exécutée suivant des principes très rigoureusement suivis.

Cette opération demande autant de soins et plus d'éducation chirurgicale que beaucoup d'opérations qui passent pour plus difficiles, plus laborieuses et sont citées comme des œuvres chirurgicales complexes.

Aussi je supplie le lecteur de lire attentivement ce texte et de ne point se contenter d'en parcourir les points principaux pour faire une application vague et plus ou moins incorrecte des principes de la méthode.

Si je n'ai pas épargné les répétitions utiles, je n'ai mis aucun hors-d'œuvre. J'ai laissé de côté des observations multiples et intéressantes que j'ai pu faire au cours d'une longue pratique.

J'ai voulu, en réduisant ainsi ce volume à une simple expression, engager les chirurgiens à étudier complètement sur ce sujet un document pratique. J'espère, sans en être complètement assuré, que ceux qui devront rappeler le rôle que j'ai joué dans l'évolution de la cure radicale de la hernie voudront bien, pour indiquer ma méthode, citer ce volume et pourront même cesser, en argumentant contre mes opérations de cure radicale, de se reporter uniquement à ma première publication de 1886, ce qui rend vraiment leur argumentation contradictoire trop facile, ainsi que la chose a été faite récemment encore par plusieurs auteurs de marque.

A tous ceux qui penseront que j'attache trop d'importance à une opération secondaire et malheureusement trop pratiquée, je rappellerai que j'ai bien souvent défendu la même cause. L'antisepsie a rendu la chirurgie accessible à une foule de médecins qui n'avaient pas paru d'abord avoir une éducation chirurgicale indispensable. Mais cela ne veut pas dire que l'éducation chirurgicale soit inutile pour faire de bonnes opérations. Au premier rang des opérations qui demandent une éducation complète et des aptitudes professionnelles il faut placer les opérations réparatrices. Comme toutes les autres opérations réparatrices, la cure radicale de la hernie ne vaut que par la perfection des détails de l'exécution. C'est pour cela que j'ai fait tous mes efforts pour réaliser une opération dont aucun détail ne fût négligeable, qui eût les qualités chirurgicales de la puissance et qui pût être pratiquée couramment en toutes circonstances. Elle a pour elle aujourd'hui la plus longue de toutes les expériences et elle me paraît fondée sur des principes d'observation scientifique faciles à contrôler.

A ce fascicule succéderont ceux qui reproduiront mes leçons sur la cure radicale de certaines variétés de hernies inguinales et des hernies crurales, ombilicales, épigastriques et éventrations.

L'OPÉRATION DE LA CURE RADICALE

La cure radicale de la hernie par l'opération passe aujourd'hui pour un progrès définitivement acquis auquel personne ne se hasarderait à opposer une objection.

Il est bien curieux de constater que des chirurgiens, même parmi ceux qui lui faisaient, il y a moins de vingt ans, l'opposition la plus violente alors que je la présentais établie sur des bases solides, sont devenus ses chauds partisans. Il semble, à les lire ou à les entendre, qu'ils l'aient inventée. Sa pratique est devenue si banale que beaucoup d'opérateurs l'abordent sans préparation chirurgicale générale sérieuse et sans en avoir fait l'étude spéciale nécessaire.

Le résultat de cette généralisation intempestive est tel qu'un chirurgien averti peut l'attendre.

Les opérés de cure radicale de hernie sont en nombre considérable, mais pour l'immense majorité d'entre eux il suffit d'un examen superficiel pour reconnaître que la prétendue opération radicale n'a pas été réalisée au sens propre du mot.

Habituellement le sujet opéré présente d'abord une hernie si diminuée qu'il peut se sentir fort soulagé et se donner à lui-même ou donner aux autres l'illusion de la disparition de la hernie.

Mais, en fait, on constate le plus souvent qu'il est en puissance d'une petite hernie, au moins d'une amorce appréciable de cette hernie.

Quant à la récidive apparente rapide et grossière qui ne saurait laisser d'illusion à personne, elle est d'une extraordinaire fréquence. Un chirurgien, adonné comme moi à la pratique spéciale de la chirurgie herniaire, voit continuellement en consultation de ces récidives rapides qui devraient être d'une extrême rareté.

J'en ai vu de toutes les formes après l'opération faite par un grand nombre de chirurgiens différents.

J'en ai vu chez des sujets, non seulement pour des cas difficiles, mais pour les cas les plus élémentaires pour lesquels aucune récidive ne devrait être admise.

J'en ai vu pour les types les plus simples de hernie congénitale que j'avais eu l'occasion d'observer avant leur opération.

Mais, même pour les opérations qui passent pour avoir été bien faites, dans l'immense majorité des cas, la cure radicale ne persiste pas à un examen pratiqué trois ou quatre ans après l'opération. Nombre d'opérateurs s'en consolent si bien qu'ils conseillent au sujet de porter un bandage pour être bien assuré de la solidité de sa guérison.

Une enquête auprès des bandagistes donnerait une indication claire des résultats généraux de la pratique de la cure radicale des hernies.

J'ai observé ainsi la récidive sous les formes les plus inattendues.

J'ai vu au cours de mes consultations non seulement la récidive pour des hommes jeunes et à petites hernies, faits que je ne connais guère dans ma pratique. Mais j'ai vu la récidive pour des enfants et pour des femmes, c'est-à-dire pour des cas où je ne l'ai jamais observée dans ma pratique et où j'affirme qu'une bonne opération ne devrait jamais la permettre.

J'ai vu il y a peu de temps encore une dame opérée depuis moins de six mois qui avait une double récidive. Deux petites hernies inguinales lui avaient été opérées le même jour par un chirurgien fort réputé.

Il ne faut pas imaginer que ces récidives indues ne représentent pas une situation grave et que l'on puisse dire: « Une nouvelle opération faite par un chirurgien compétent rétablira sans difficulté les choses en leur bon état. »

La récidive après la cure radicale de la hernie, qui aurait dû être très évitable, constitue une aggravation très sérieuse de la situation du sujet.

Souvent après un laps de temps de deux ou trois ans, la hernie récidivée est plus volumineuse que celle que le sujet avait primitivement.

Beaucoup, qui n'avaient jamais souffert de leur hernie antérieurement à l'opération qu'ils avaient subie, *souffraient beaucoup* depuis l'opération et pour ce motif venaient avec insistance me demander une nouvelle opération. J'en ai opéré après *trois* et même après *cinq* opérations toujours suivies de récidives et que j'ai *pu guérir définitivement.*

Il ne faut pas oublier que l'opération que peuvent nécessiter ces récidives est infiniment plus difficile et plus dangereuse que celle que pouvait subir le hernieux qui n'avait jamais été touché par une opération.

Ses chances de guérison définitive sont infiniment amoindries. Même, après cette récidive, ils sont souvent devenus inopérables.

En outre, tandis que l'opération de la cure radicale, faite par un chirurgien expérimenté en cette matière, ne doit donner qu'une mortalité infime, la mortalité a été relativement élevée entre bien des mains, pour des sujets jeunes, et même pour des enfants.

En sus de la mortalité, plus élevée qu'on ne le croit généralement, les inconvénients de l'opération ont été plus marqués qu'il ne faudrait. J'ai vu les *douleurs persistantes* même hors le cas de récidives. J'ai vu aussi l'*atrophie testiculaire* relativement commune, et j'ai eu la satisfaction de constater que mon observation était corroborée par d'autres. Un médecin italien de talent, le Dr Sabino Lembo, qui s'est adonné spécialement à cette étude, a donné l'indication de ces atrophies fréquentes et de leur relation avec un mode particulier d'opération celle de Bassini.

Ce pessimisme de mes conclusions sur la pratique de la cure radicale de la hernie, telle qu'elle est actuellement généralisée, est facile à justifier pour quiconque voudra se donner la peine d'examiner avec quelque soin la situation présente de cette branche de la chirurgie.

Cela tient à la fois à ce que trop de gens ont abordé sans études préalables une opération réellement difficile et délicate et à ce qu'on y a introduit des techniques défectueuses pour lesquelles un véritable engouement a empêché de bien voir les conséquences fatales.

La méthode que j'ai instituée depuis tant d'années et sans cesse perfectionnée dans ses plus petits détails comme on doit le faire pour toute méthode, mais en la suivant toujours dans ses principes fondamentaux, a continué à montrer à tous ceux qui ont pris la peine de me suivre les conditions les plus précieuses de sécurité et de solidité.

J'ai l'expérience du premier moment et celle des longues années.

J'ai exposé ma méthode dans mes livres successifs de 1886 et 1892, dans un grand nombre de communications aux Sociétés savantes et d'articles divers.

Je l'ai résumée encore dans mon journal en 1901 (1) avec figures à l'appui. J'en ai donné aussi un court résumé dans mon dernier livre sur les hernies (2).

De nombreux élèves, des étrangers très nombreux sont venus l'apprendre successivement à l'hôpital Tenon, à Saint-Louis, à Beaujon et à l'Hôtel-Dieu.

En l'exposant à nouveau par la publication de mes leçons de

____

(1) Cure radicale de la hernie inguinale d'après 989 opérations. *Journal de médecine et de chirurgie pratiques*, 10 avril 1901.

(2) *Hernies; hygiène et thérapeutique*, vol. de 310 pages, 1904.

l'Hôtel-Dieu je cherche à présenter sous la forme la plus succincte une méthode qui a partout donné des résultats constants et supérieurs à ceux des autres méthodes qu'elle a précédées.

Elle a rencontré beaucoup de critiques, parce que c'est une méthode française, non seulement en vertu de l'adage que nul n'est prophète en son pays, mais surtout parce que la méthode de Bassini est venue, après la mienne, en temps voulu pour permettre à ceux qui s'étaient affirmés comme adversaires résolus de la cure radicale, de saisir le prétexte de cette nouvelle opération pour adopter une cure radicale différente de la mienne qu'ils avaient combattue avec tant de violence.

Après avoir critiqué violemment la cure radicale que je défendais presque seul contre tous, il a paru un peu dur à certains auteurs d'adopter précisément ma méthode. Aussi ont-ils pris prétexte d'une méthode arrivant de l'étranger pour justifier un revirement nécessaire.

Elle doit encore des critiques à ce que bien des gens en parlent qui ne se sont pas donné la peine de l'étudier dans mes ouvrages, qui m'attribuent des manœuvres que je n'ai jamais conseillées et méconnaissent celles que j'ai indiquées. Il suffit de lire certains traités spéciaux pour s'en rendre compte.

Enfin, à pratiquer chaque jour une même opération, on a toujours quelque progrès à indiquer tout en suivant toujours une méthode dont les bases sont solidement établies.

L'expérience apporte toujours quelque chose de nouveau.

Je donnerai d'abord le résumé de cette expérience sous la forme d'une statistique très courte ; elle n'aura pas les prétentions d'une statistique complète que l'on ne saurait présenter que comme une conclusion, mais indiquera seulement à quels résultats la pratique d'une méthode bien étudiée et constamment suivie a pu conduire.

Cette statistique nous permet de montrer pourquoi ma pratique est toute personnelle. Les jugements que je porte ne peuvent venir que de ma longue expérience et en exposant mes résultats je donnerai la meilleure idée de l'importance de la méthode que j'ai créée, de la fréquence de son application, des conditions dans lesquelles elle doit être faite et des conséquences qu'elle doit atteindre. Je fais remarquer en terminant cette introduction que les leçons que j'ai faites à l'Hôtel-Dieu et qui sont ici reproduites sont avant tout des leçons essentiellement pratiques.

Elles ont été réunies pour que mes auditeurs comme mes lecteurs fussent mis en possession de tout ce qui est nécessaire pour juger des indications et pour pratiquer l'opération.

Quand j'ai touché à des questions de doctrine ou d'anatomie pathologique, je ne l'ai fait qu'au point de vue de la pratique. Ce n'est pas que j'aie méconnu le côté scientifique des questions que j'ai traitées en d'autres circonstances, mais j'ai pensé que le lecteur aurait plus d'intérêt à trouver ici groupées toutes les leçons consacrées *à la pratique* et en d'autres volumes les leçons qui sont consacrées surtout à des questions plus théoriques.

II

STATISTIQUE
NOMBRE DES OPÉRATIONS. NOMBRE DES SUCCES
MORTALITÉ

J'ai fait aujourd'hui et enregistré 1.245 opérations de cure radicale de hernie. Toutes ces opérations sont personnelles. Je n'ai pas voulu additionner celles faites sous ma direction (1).

On pourra voir que ces opérations ont porté sur toutes les variétés de hernie car elles comprennent :

Hernies inguinales 1.035
Hernies crurales. 99
Hernies ombilicales 49
Hernies épigastriques 19
Éventrations. 43

Je montrerai comment j'ai appliqué à toutes ces hernies les mêmes principes généraux, en créant pour chacune un procédé qui est tout à fait distinct et spécial.

J'ai mis à part les opérations faites pour hernies étranglées et aussi les opérations faites pour des récidives de hernie.

J'estime que dans ces deux circonstances les résultats de l'opération, pour la solidité aussi bien que pour la mortalité,

---

(1) Depuis que cette statistique a été faite j'ai opéré 31 cas de hernies inguinales et crurales tous avec succès.

sont tellement différents, qu'il serait injuste de juger ces faits ensemble.

Pour juger de cette mortalité, j'ai réuni les hernies inguinales et les hernies crurales, estimant qu'il ne serait juste pour les hernies ombilicales que de comparer les hernies de moyen volume.

Je n'augmenterais pourtant pas ma mortalité en les joignant, car je n'ai pas perdu de hernie ombilicale en dehors de l'étranglement et cela ne pourrait qu'augmenter mon chiffre total de 40. Les hernies épigastriques et les éventrations sont des lésions si différentes, que je ne les joindrai pas davantage aux premières. J'ai donc en hernies inguinales (hommes et femmes) 1035. En hernies crurales (hommes et femmes) 99. Pour ce chiffre total 1134 j'ai enregistré 4 morts.

Les causes de cette mortalité brute de 0,35 % ont été les suivantes :

Un étranglement interne après une opération pour hernie ancienne. Je n'ai pas été prévenu de l'accident par ceux qui étaient chargés de surveiller le malade. La mort étant survenue trois jours et demi après l'opération, l'autopsie a fait constater qu'il eût été très facile de libérer la bride fibreuse qui immédiatement au-dessus du champ opératoire avait causé l'étranglement. Ce cas porte le numéro 153 dans ma statistique.

J'ai observé un cas de mort sur un homme de quarante-neuf ans que j'opérai à Necker, dans le service du professeur Guyon (n° 78). Le sujet, âgé de quarante-neuf ans, avait une énorme hernie.

Il était très bien le lendemain, bien que l'opération eût duré plus d'une heure et demie. Une fenêtre fut ouverte au-dessus de sa tête et il mourut rapidement de congestion pulmonaire.

Mon numéro 662, âgé de trente-sept ans, avait une énorme hernie ; il me supplia de l'opérer quoique albuminurique et emphysémateux. Je me laissai aller et il succomba aussi à la congestion pulmonaire.

Si j'ai placé dans ma statistique ces deux cas de mort c'est afin que celle-ci fût intégrale, car il suffit de donner ces indications pour montrer que ces cas ne sont pas comparables à ceux pour lesquels se fait habituellement la cure radicale, et que par conséquent il serait injuste de les compter pour apprécier les chances de mort par l'opération car je ne retrouverais guère ces mauvaises chances aujourd'hui. Ainsi que je le ferai remarquer au cours de ces leçons, ces deux sujets sont morts de congestion pulmonaire que je considère à peu près comme le seul danger à prévoir après les opérations de cure radicale, et j'ai eu quelques occasions de voir l'accident non mortel. J'ai surtout eu l'occasion par suite de mon expérience de prendre les précautions nécessaires pour l'éviter, précautions que je sais inconnues ou inusitées par d'autres opérateurs, dont j'ai appris quelques désastres, dus à cette complication.

Le premier cas de mort aurait été certainement évité si j'avais été prévenu à temps, car dans ma chirurgie abdominale et en maintes circonstances plus difficiles j'ai eu les plus beaux succès des opérations secondaires pour remédier aux étranglements post-opératoires. Mais depuis cette époque j'ai systématiquement et toujours purgé mes opérés le lendemain de l'opération, si bien qu'en aucune circonstance il n'eût été possible de retrouver le même accident sans que dans les vingt-quatre heures il y fût remédié.

Le quatrième cas de mort est un cas de mort par le chloroforme. Encore celui-ci a-t-il eu une forme bien spéciale, qu'on ne rencontre guère.

Il s'agissait d'un cardiaque à hernie douloureuse que j'opérais malgré une assez vive répugnance de ma part.

Le chloroforme fut *supporté sans incident.*

Au réveil du sujet, au moment de reporter l'opéré dans son lit, il fut pris brusquement de vomissements, quelque parcelle du vomissement s'introduisit dans le larynx. Cela détermina un spasme du larynx suivi de la mort; et aucun de nos efforts pour provoquer la respiration artificielle ne nous permit d'introduire d'air dans le thorax.

On peut dire que, quel que fût le genre d'opération il pouvait exposer à ce genre d'accident et même que, quel que fût l'anesthésique, le même accident pouvait arriver.

Que l'on veuille bien réfléchir que mes statistiques ont été faites dans les conditions les plus déplorables ; que pendant les dix premières années pendant lesquelles j'étais presque seul à pratiquer à Paris la cure radicale de la hernie, il n'était guère possible d'opérer que les plus mauvais cas ; que dans cette période pendant laquelle je marchais à la découverte en quelque sorte j'ai opéré des sujets pour lesquels l'opération ne me paraît plus indiquée ; que j'ai rencontré des causes d'accidents pulmonaires que je sais éviter aujourd'hui et que malgré tout on ne trouve pas dans ma pratique *un seul cas de septicémie abdominale*, sous une forme quelconque. On aura une idée juste de ce que peut faire l'*antisepsie* en matière de cure radicale de hernie, puisque la mortalité aussi bien que la morbidité a été absolument nulle.

J'aurais le droit de dire que pour les faits que l'on peut prévoir, la mortalité de l'opération a été nulle en ce qui concerne la généralité des sujets que l'on opère pour supprimer une hernie et non parce que de longue date ils ont subi l'accroissement et les complications dues à l'âge et à l'ancienneté de la hernie.

On remarquera en particulier que pour les jeunes sujets, de cinq à vingt-cinq ans de ceux qui représentent les enfants et les hommes de l'âge du service militaire, je n'ai *jamais* vu un cas de mort.

Or c'est là l'immense majorité des cas opérés, et ce sont ceux précisément auxquels il faut pouvoir proposer une opération utile et inoffensive, que l'on a droit de faire même s'il n'y a pas d'indications très pressantes, et cela précisément parce qu'elle est inoffensive.

On peut demander pourquoi j'écarte de mes conclusions

favorables les opérations pour récidives de hernies après les opérations de la cure radicale.

Bien que j'eusse écarté de mes statistiques au début les opérations faites pendant l'étranglement et établi une statistique spéciale, j'avais d'abord conservé les opérations pour récidives. Mais l'expérience m'a appris que cela était profondément injuste pour l'opération régulière de la cure radicale, et conduisait à fausser les prévisions opératoires ; que les opérations antérieures par d'autres opérateurs avaient souvent créé des états pathologiques graves, que le pronostic de l'opération normale était assombri et que les suites pour la solidité étaient tellement différentes qu'il fallait créer des méthodes spéciales pour obtenir quelque résultat. C'est pour cela que j'ai réservé pour une étude spéciale les 31 cas dans lesquels j'ai fait la cure radicale chez des sujets qui présentaient une récidive et qu'il m'est arrivé d'opérer après *deux*, *trois* et *cinq* récidives et après l'ouverture de la vessie faite par un précédent opérateur.

J'ai fait sur ces cas des leçons spéciales qui seront publiées à leur tour.

S'il est facile de déterminer par l'étude des statistiques la mortalité et même la morbidité après l'opération, il devient extraordinairement difficile de déterminer par une statistique la solidité de l'opération, c'est-à-dire l'absence de récidive.

Plus encore pour ce fait que pour les autres une statistique individuelle est seule valable.

Mais même une statistique individuelle est fort difficile à faire aussitôt qu'elle porte sur des chiffres considérables et je m'émerveille de voir que bien des chirurgiens disent sans hésiter: « J'ai dix, j'ai vingt pour cent de récidives. » J'avoue humblement que je ne puis comprendre comment ils ont pu procéder pour la vérification.

J'ai cherché à revoir mes opérés toutes les fois que la chose a été possible ; j'ai obtenu pour beaucoup, surtout au début, de les faire revenir après quelques semaines sous divers prétextes. Je puis dire que dans ces cas je ne *connais aucun cas de récidive rapide*. Même pour un délai beaucoup plus considérable, je n'en trouvai pas.

Mais il ne pourrait en être de même pour les récidives à longue échéance.

Bien qu'en vingt-huit ans j'ai revu un nombre considérable de sujets je n'ai trouvé que 43 récidives pour hernie inguinale.

Je ne crois en aucune façon que ce chiffre 4,1 % représente la totalité des récidives. Mais il en représente une bonne part, car si on vous renvoie rarement les sujets chez lesquels le succès est manifeste, on vous renvoie volontiers ceux chez lesquels il y a quelque chose de défectueux.

J'ai aussi constaté à longue échéance une telle proportion de beaux résultats dans les plus mauvaises conditions, qu'ils ont pu me donner une idée nette de la résistance à la récidive après mon opération.

J'ai observé des sujets appartenant à toutes les catégories de la société:

Sujets se livrant à un travail pénible;

Jeunes gens adonnés aux sports les plus violents.

J'ai opéré un bon nombre d'officiers, de cavaliers en particulier qui ont continué leur carrière qu'ils auraient dû abandonner s'ils n'avaient été opérés.

J'ai même revu un acrobate.

Dans quelques cas j'ai pu pour des raisons particulières suivre des sujets.

Tel cet homme que j'ai revu récemment douze ans après une opération faite, parce qu'il avait été refusé par une administration pour une place comportant un travail violent et quotidien.

Il y fut admis aussitôt après l'opération et n'a jamais par la suite montré une tendance à la récidive.

Les causes de ces récidives ont du reste varié.

Les unes pouvaient être prévues. Certaines hernies avaient été opérées en mauvaises conditions (Hernies énormes, sujets usés, tousseurs et obèses).

Mon expérience m'a appris que pour ces cas essentiellement défavorables on pouvait par certaines opérations complémentaires (castration ou résection du cordon) obtenir une solidité définitive pour des cas qui autrefois m'eussent paru incurables.

Avec le gros volume de la hernie, l'obésité, mais surtout la hernie du gros intestin m'ont paru les circonstances les plus défavorables.

J'ai vu la récidive résulter d'un engraissement rapide. Je crois que cet engraissement est une des plus mauvaises conditions après la cure radicale, condition parfaitement évitable.

J'ai constaté la guérison parfaite chez des sujets ayant une tendance à l'obésité et que j'ai traités préventivement et consécutivement.

Un bon nombre de mes opérés ont été soumis à des efforts beaucoup trop violents. Deux bouchers en particulier se sont montrés dans ce cas. J'ai observé quelques traumatismes.

En somme mes observations m'ont montré que, sur des sujets ne faisant pas des efforts excessifs, atteints de hernies moyennes, pas trop obèses, la persistance de la guérison était la règle même après très longue échéance.

J'ai pu au cours de ces recherches comparer ma méthode avec les autres et constater, même dans les conditions d'âge et de volume les plus favorables, qu'il n'en était pas de même pour d'autres méthodes et en particulier que l'insuffisance de résistance de cicatrices supportant l'effort et l'absence de résection épiploïque étaient des causes extraordinairement fréquentes de récidives que ma méthode avait absolument fait disparaître.

Pour la hernie crurale j'ai eu une statistique presque intégrale en ce sens que le chiffre étant plus petit a permis à l'un de mes meilleurs élèves, le Dr Termet (1), de faire une enquête individuelle au cours de laquelle il a constaté 4 récidives pour les 63 observations que je possédais à l'époque.

Depuis son enquête, je n'ai pu observer aucun nouveau cas de récidive. Cela donnerait donc pour 99 cas 4 récidives.

Si ce n'est l'expression absolue de la réalité, nous devons être bien voisins de ce résultat.

Pour la hernie ombilicale et pour les éventrations il n'est guère possible de comparer les faits très dissemblables.

J'ai vérifié fort peu de guérisons bien maintenues après de longues années pour les hernies d'énorme volume. Du moins mes premières constatations ont été faites trop tôt après les opérations dans les trois premières années par exemple. J'ai revu des opérées en bon état au bout de trois ans, qui au bout de cinq avaient une récidive partielle.

Mais j'ai pu aussi constater la solidité parfaite *après plus de dix années* chez des sujets à hernie assez volumineuse, ayant subi une résection épiploïque considérable.

Au cours de ces leçons, je dirai pourquoi il faut faire plusieurs catégories de hernies ombilicales au point de vue du pronostic.

Mais les hernies petites ou de moyen volume peuvent donner de très bons résultats et les hernies épigastriques, justement à cause de leur petit volume, ont donné des résultats aussi parfaits que l'opérateur puisse les souhaiter.

---

(1) TERMET. *Considérations sur la hernie crurale, sa cure radicale par le procédé de J. Lucas-Championnière*, chez G. Steinheil, thèse de Paris 1898.

LA HERNIE. LE PROBLÈME DE SON TRAITEMENT
ET DE SA GUÉRISON

La hernie abdominale, si nous considérons un schéma quelconque inguinal, crural, ombilical ou autre, est représentée par une cavité anormale plus ou moins parfaitement tapissée d'une séreuse et communiquant avec la grande cavité abdominale.

Cette cavité anormale reçoit des viscères, ou une partie du contenu de la cavité abdominale.

Elle consiste essentiellement en une cavité tapissée d'un sac séreux et jointe à la grande cavité abdominale par une partie rétrécie. La partie rétrécie correspond à la perte de substance de la paroi abdominale, *au trou* A B, qui permet cette communication (fig. 1).

Deux ordres de thérapeutique peuvent combattre cette difformité. Le bandage et l'opération.

Le bandage a le rôle suivant : une fois les parties contenues rentrées dans l'abdomen, il vient boucher le trou B B' par lequel elles faisaient issue et s'oppose à une nouvelle sortie. Ainsi soutenu, le sujet est soulagé. Les efforts qu'il fait sont favorisés et l'accroissement de la hernie est limité.

En règle générale il n'a pas d'autre rôle car la paroi glissante persiste partout, l'infundibulum en A B n'est pas modifié, la cavité du sac n'étant effacée que temporairement.

On admet bien que, maintenant les viscères abdominaux

constamment réduits il peut déterminer la disparition de la hernie par des mécanismes divers, par conséquent sa guérison. La possibilité du fait en quelques circonstances n'est pas niable. Mais le fait est tellement rare que malgré la doctrine

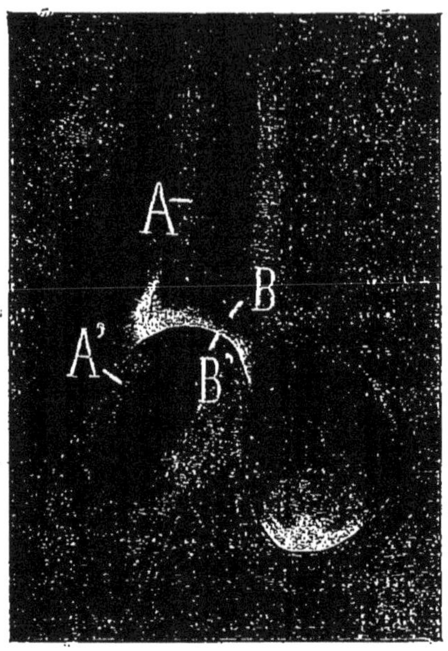

Fig. 1. — *Schéma d'une hernie. Cavité reliée à la cavité abdominale par un canal séreux A B, aboutissant à l'entonnoir A A'.*

commune, on ne saurait le considérer comme une suite probable de la thérapeutique par le bandage.

L'opération peut-elle faire disparaître la difformité, et nous rendre un sujet solide, apte à tous les efforts et dans une situation comparable à celle des sujets qui n'ont jamais présenté de hernie? C'est le fait que j'ai démontré depuis longtemps. Nous ne reviendrons pas sur les discussions interminables qu'il a fallu soutenir pour arriver à cette démonstration. Nous nous attacherons surtout à déterminer avec précision

tous les points qu'il est indispensable de bien connaître pour
accomplir l'œuvre opératoire dans les meilleures conditions
de sécurité et de solidité.

INDICATIONS

Dans quel cas faut-il faire porter un bandage à un hernieux
et dans quel cas faut-il lui proposer la cure radicale de sa
hernie par une opération? Y a-t-il pour cela des règles abso-
lues, y a-t-il des indications et des contre-indications formelles ?

Je pense qu'aujourd'hui il est inutile de discuter à fond sur
le principe de l'opération de la cure radicale. Ce serait perdre
son temps que de reprendre la discussion exactement telle
que je l'ai produite dans mon *Traité de la cure radicale* (1).
S'il y a encore des chirurgiens discutant son opportunité,
cela est regrettable pour eux. La science ne saurait s'attarder
à tenir compte de leur opinion.

En principe, la hernie est une difformité qui peut et qui
doit être détruite par une opération.

Est-ce à dire qu'il n'y ait aucune contre-indication à l'application d'une méthode chirurgicale et qu'il faille définitivement bannir toute espèce de bandage? Ce serait là une erreur
grossière et j'ai l'intention pourtant de vous exposer toutes
les nécessités pratiques de ces indications, surtout parce
qu'elles me paraissent aujourd'hui souvent assez mal jugées
même par des chirurgiens de valeur.

Lorsque j'ai commencé mes publications, et pendant de
longues années, la hernie était *intangible* et lorsqu'après de
nombreuses opérations on a bien voulu m'accorder que l'opération était applicable, ce ne devait être que dans des cas dé-
terminés et exceptionnels et vous lisez encore dans vos livres

---

(1) *Cure radicale des hernies avec une statistique de 275 opérations,*
un vol. 720 pages avec figures, Rueff, 1892.

classiques les indications déterminées par le professeur Trélat, qui n'avait jamais fait l'opération ou si peu, et avec de si mauvais résultats qu'il ne pouvait réellement avoir en la matière qu'une autorité contestable. De nombreux auteurs l'ont pourtant cité ou imité et approuvé.

Les indications formulées par lui étaient beaucoup trop restreintes et même à cette époque ne répondaient en aucune façon aux nécessités de la pratique.

Aujourd'hui, il semble que l'on soit tombé dans un autre excès et vous voyez tous les jours proposer et pratiquer aux hernieux des opérations qui comportent pour eux de réels dangers ou qui seront à coup sûr sans bénéfice sérieux. Bon nombre de chirurgiens ne sont assez attentifs ni aux questions d'âge, ni à certaines dispositions anatomiques, ni à certaines conditions de la santé générale.

En un mot il s'est fait une réaction en sens contraire et il semble que l'on ne connaisse plus de contre-indications.

J'estime que c'est là une condition dangereuse pour l'avenir même de la cure radicale, et qu'il faut absolument en clinique s'efforcer de remettre les choses au point.

Le principe, c'est que la hernie est une difformité que l'on peut et doit faire disparaître. Mais l'action du chirurgien ne saurait s'accomplir au détriment du sujet et surtout aux dépens de sa vie et toutes les fois que l'opération sera d'une gravité appréciable il y aura lieu de ne la pratiquer que dans une sage proportion avec le danger que le mal peut engendrer.

Or quelles sont les conditions de gravité de l'opération ?

Tout opérateur ne doit jamais oublier qu'une opération, si bénigne qu'elle soit, fait courir un danger de mort à celui qui s'y soumet. Lui affirmer qu'il n'en court aucun, c'est le tromper.

Il ne faut pas exagérer pourtant la portée de cette proposition et l'on doit se souvenir qu'une foule d'actes de notre vie, que nous entreprenons pour nos affaires, par nécessité ou pour notre plaisir, comportent un risque pour la vie qui peut être supérieur à celui qu'une opération fait courir.

Aller à la chasse, naviguer, entrer même dans un train de chemin de fer, se livrer à un sport quelconque ou manger un aliment déterminé comporte un risque que l'on oublie volontiers.

Nous sommes donc accoutumés à courir des risques qui sont proportionnels à l'utilité ou à l'agrément que nous devons tirer de certains actes coutumiers ou exceptionnels.

Une opération faite pour remédier à une difformité ne doit pas faire courir à notre sujet un risque de vie qui soit hors de proportion avec le service rendu.

Or c'est la valeur du service à rendre que connaissent très mal ceux qui n'ont pas de la hernie une expérience consommée.

La gravité, l'importance de la hernie varient avec une foule de conditions. Une hernie n'est pas seulement dangereuse parce qu'elle cause des menaces d'étranglement. Elle ne constitue pas du tout la même difformité chez des sujets d'âge et de travail différent.

Il y a là bien des distinctions très délicates à apprécier.

En principe et chez un sujet jeune et vigoureux la hernie est une difformité à faire disparaître au même titre que toute difformité et *plutôt que toute difformité*, parce qu'elle cause à l'économie un dommage pire que la plupart des difformités.

Toutefois ce n'est pas une raison pour priver un sujet de son libre arbitre. Nous n'avons aucun droit de lui imposer quand même une opération s'il désire garder sa hernie. Nous avons seulement le devoir de lui exposer d'une façon nette les risques qu'il court et les dangers auxquels nous voulons le faire échapper.

Quel est donc le fond du danger opératoire herniaire ? que peut-on et que doit-on redouter lors de cette intervention?

On pourrait croire, que comme il s'agit d'une opération abdominale, le danger septicémique domine la situation. Il n'en est rien. Il est bien entendu que l'opération doit être défendue aux opérateurs qui exposent à ce danger septicémique et, dans la statistique, ce danger ne devrait pas compter.

Mais tous ceux qui ont fait couramment la chirurgie herniaire sont d'accord pour reconnaître que les opérations de ce genre prédisposent à la congestion pulmonaire.

Il s'ensuit que l'opération, inoffensive par elle-même, pourra prendre de la gravité sur un sujet prédisposé aux accidents pulmonaires. Les emphysémateux, les cardiaques doivent en principe être écartés des opérations ou, du moins, lorsque le chirurgien opère ces sujets il faut qu'il soit prévenu de cette menace et prenne ses mesures en conséquence.

Sans aller plus loin, on conçoit aisément, et pour ce motif, que la question d'âge soit capitale.

En effet, à partir du moment où les poumons prennent une susceptibilité particulière, le chirurgien devra devenir économe de son intervention.

L'âge est certainement la condition première la plus intéressante. On opère des sujets de cure radicale depuis la première enfance jusqu'à la vieillesse. Je pense qu'il y aurait des avantages réels à apporter de la modération dans cette pratique.

Chez les très jeunes enfants l'opération a l'inconvénient de s'adresser à un sujet qui ne supporte pas également bien les grandes opérations. La région opératoire étant très réduite, les éléments de la réparation sont insuffisants. L'application de la méthode antiseptique que je considère comme *l'élément de la sécurité absolue* est plus difficile.

Pour toutes ces raisons, j'estime que l'enfant n'arrive guère qu'entre cinq et sept ans à l'âge où il présente les conditions de sécurité qui permettent l'application très générale d'une opération faite pour une difformité qui ne compromettait en rien sa vie. Je ne repousse pas l'opération faite avant cet âge d'une façon absolue, mais j'estime qu'il ne faut la proposer que pour des indications spéciales, plutôt exceptionnelles.

Il y a toute une période dans laquelle les mauvaises chances post-opératoires sont presque nulles. On peut faire commencer cette période entre cinq et sept ans et la conduire jusqu'à quarante ans. C'est à partir de cet âge surtout que l'on commencera à trouver des inconvénients et un certain degré d'insécurité.

Mais, surtout dans la période qui s'étend de l'enfance jusqu'au développement complet de l'individu, de cinq à vingt-cinq ans, je puis estimer d'après mes observations que la mortalité est bien faible et pour moi pour *tous les sujets de cet âge* elle a été *absolument nulle*. Pour les plus âgés, comme je le dirai à propos des contre-indications, on peut en quelque sorte prévoir des mauvaises conditions, et il faudra tenir compte de ces prévisions plus que ne le font certains opérateurs.

Nous sommes loin ainsi de la mortalité que se sont accordée certains auteurs, de 1 à 3 %, sans en être effrayés.

Tandis que chez le très jeune enfant je n'admets que l'indication d'exception, résultant surtout de certaines incommodités et difficultés de contention, les enfants ayant peu de tendance à l'étranglement vrai, j'estime qu'après l'âge que j'ai fixé, l'opération doit être prescrite simplement parce qu'il y a difformité.

L'âge de cinq à sept ans venu, la hernie est une difformité qui, en règle générale, doit être opérée. Elle peut et doit être opérée parce que c'est une difformité et parce qu'il n'y a en *dehors de l'opération de la cure radicale aucune thérapeutique amenant une guérison vraie.*

C'est une loi qui doit être acceptée. Il ne s'ensuit pas que nous ayons le droit ou le devoir d'imposer l'opération à tout hernieux. Mais tout hernieux étant susceptible de guérison par l'opération nous devons la mettre à sa disposition dans ces cas et pour tout l'ensemble de ces cas.

Il y a quelques contre-indications tirées de l'état du malade ou de l'état de la hernie.

La contre-indication la plus marquée est certainement l'obésité du sujet. C'est une contre-indication, à la fois parce que l'opération prend de cette obésité une gravité plus grande, et parce que les chances du maintien de la guérison de la cure radicale sont infiniment diminuées chez l'obèse.

Pour ma part, quand j'ai toute liberté pour le traitement d'un obèse, je lui fais volontiers suivre d'abord un traitement d'amaigrissement et j'ai eu par cette pratique, les plus beaux résultats définitifs pour toutes les variétés de hernie.

Très marquée, l'obésité doit être une contre-indication absolue. On conçoit que l'appréciation individuelle doit jouer un rôle considérable dans l'application du traitement.

Chez les sujets emphysémateux, l'emphysème peut être une indication aussi bien qu'elle est une contre-indication. Si la jeunesse et la résistance du sujet vous donnent le droit de compter que vous ne l'exposez pas trop à la congestion pulmonaire, c'est un devoir de délivrer un tousseur de la hernie qui sera un impedimentum de toute la vie et une infirmité de gravité toujours croissante.

Chez un emphysémateux même jeune, chez lequel le cœur est douteux, il faut refuser l'opération. J'ai perdu à l'hôpital Beaujon un homme albuminurique dans ces conditions. Par deux fois j'ai refusé de l'opérer, bien qu'il ne fût pas très âgé, obs. 662.

Lors d'une troisième entrée à l'hôpital, supplié par lui et lui retrouvant à peine des râles, je l'ai opéré et il a succombé malgré tous nos soins à la congestion pulmonaire.

C'est là un exemple qui montre combien il faut être prudent dans l'appréciation de certains cas. Mais la toux est une condition dominante, si bien que tout en attachant à l'âge une importance réelle, j'aimerais mieux opérer un sujet notablement plus âgé qu'un sujet tousseur habituel.

Tout naturellement on trouve dans certains états cachectiques une contre-indication, l'albuminurie par exemple.

Toutefois la contre-indication tirée de l'albuminurie n'est que relative, parce que bien des albuminuriques supportent les opérations et j'en ai opéré sans inconvénients un certain nombre.

Il n'en va pas de même du diabète. Ici, la contre-indication doit être absolue et lorsqu'il est bien avéré qu'un sujet est diabétique, il faut s'abstenir de toute intervention. J'ai pourtant opéré avec succès un sujet qui avait eu un diabète intermittent.

De l'état local il faut aussi tirer quelques contre-indications. Il y a des sujets très exceptionnels chez lesquels il y a de tels effondrements que toute intervention ne sert qu'à multiplier des cicatrices plus friables encore que leurs misérables parois normales.

J'ai eu l'occasion d'observer des sujets chez lesquels on était intervenu dans des cas semblables et chez lesquels on avait créé une situation infiniment plus pénible que la situation antérieure. Ce sont du reste des cas d'une grande rareté et qui devraient être les sujets d'opérations plus complexes, rares, et très spéciales sur lesquelles je reviendrai.

Ceci dit, pour montrer que l'application de la cure radicale comporte des contre-indications sérieuses, voici les conclusions positives qu'il me paraît possible de formuler :

A un sujet jeune et d'âge moyen, la hernie étant une difformité qui peut et doit être guérie, on doit proposer la cure radicale comme la *meilleure thérapeutique* et la *seule* définitivement efficace.

Est-ce à dire qu'il faille lui imposer l'opération et lui refuser le bandage comme tout à fait inutile ainsi que cela a été affirmé? Ce serait méconnaître à la fois nos droits de conseiller et la réalité des choses.

Si le bandage n'apporte pas au sujet la guérison, il lui apporte le soulagement et la possibilité de vivre et de travailler. Le chiffre des hernieux est d'ailleurs tellement considérable que, quels que soient les progrès de la science, l'opération ne s'appliquera qu'à une faible partie d'entre eux. Même sans tenir compte des inopérables, le champ du bandage reste immense, et, il faut le savoir, ses ressources sont précieuses.

Je reviendrai sur ce sujet précisément à propos de l'application des bandages.

Ainsi comprise, la cure radicale de la hernie pourrait être rangée parmi ce que l'on appelle assez improprement les opérations de complaisance, et la *volonté* du sujet doit jouer un rôle fort important dans la détermination à prendre. Nous n'avons pas le droit de lui imposer l'opération qu'il redouterait.

Tout autre est la condition dans les circonstances suivantes bien caractéristiques que l'on doit considérer comme *les indications urgentes* de l'opération. Dans ces cas il n'y a aucun autre conseil à donner. Il faut *imposer* l'opération :

> *Hernies manifestement irréductibles ;*
> *Hernies incoercibles ;*
> *Hernies douloureuses ;*
> *Hernies congénitales avec ectopie ;*
> *Hernies croissantes.*

La progression du développement de certaines hernies se fait malgré tout bandage et n'exclut pas une cure radicale parfaitement solide.

Chez les sujets jeunes et vigoureux *certaines maladies* pulmonaires : asthme, emphysème, asthme des foins, indiquent une opération qui préviendra pour eux une situation absolument misérable.

Tous les *accidents herniaires* en général, en dehors de l'étranglement, indiquent l'opération. L'étranglement est à mettre à part, puisqu'il mène à une opération immédiate qui sera complétée par la cure radicale.

Mais chez tout individu qui a présenté antérieurement des accidents d'étranglement, la cure radicale doit encore être imposée.

Il y a encore une indication formelle à tirer de certaines *situations sociales* et professionnelles.

Il y a beaucoup de genres de travaux qui sont entravés ou rendus dangereux par la présence de la hernie, même protégée par un bandage, et il est bien nécessaire que le sujet soit informé de cette indication.

Le *service militaire* fermé aux sujets porteurs de hernie doit être ouvert aux opérés de cure radicale.

J'ai opéré un bon nombre de sujets atteints même de hernie double, et les sujets ont pu suivre leur carrière militaire dans les meilleures conditions.

J'ai eu parmi mes opérés de simples soldats ayant subi des campagnes pénibles et je puis compter aujourd'hui un bon nombre d'officiers, même des officiers de cavalerie, qui ont subi la cure radicale et ne présentent aucune tendance à la récidive.

Le *mariage* est une indication formelle à l'opération; l'existence de la hernie et le port du bandage constituant une condition qui entrave souvent le mariage. J'ai opéré des hommes et des femmes dans le but du mariage.

Pour la femme qui va se marier, il est en outre de toute évidence que la cure radicale la met à l'abri de l'accroissement éventuel de sa hernie par la grossesse et des nombreux inconvénients qui en résultent.

Enfin, comme j'ai dit en commençant que la *question d'âge* devait dominer les indications opératoires, je tiens à spécifier qu'elle peut céder devant certaines indications.

Oui, il n'y a pas lieu d'opérer les gens âgés. Mais, d'une part la conservation de la santé des sujets est extraordinairement variable. Tel individu à quarante ans est infiniment plus usé et moins résistant que tel autre à cinquante-cinq. Puis, chez le vieillard même il y a des accidents qui peuvent constituer une indication formelle. Il y a en particulier des accidents douloureux ou des complications herniaires proprement dites qui constituent une existence intolérable ou qui sont une menace sérieuse pour la vie du sujet. Dans ces cas j'ai souvent fait une opération.

J'ai eu, même dans ces cas, de bons résultats et grâce sans doute à la défiance que j'avais et aux précautions que j'ai prises je n'ai eu aucun cas de mort ni même d'accident grave sur les gens les plus âgés que j'ai opérés.

J'estime donc que si l'opération n'est pas à recommander pour eux d'une manière générale, elle est faisable suivant certaines indications formelles.

Je ne crois pas par conséquent qu'en règle générale une opération après cinquante ans soit par elle-même bien recommandable. Mais sur une bonne indication elle peut être entreprise.

Je suis même convaincu que certaines formes d'opérations pour des cas difficiles, celles qui sont accompagnées de castration ou de résection du cordon, sont à cet âge spécialement indiquées pour des cas particulièrement graves.

IV

MÉTHODE GÉNÉRALE DE CURE RADICALE

L'opération de la cure radicale de la hernie est une opération toute moderne et ne peut être que moderne.

Cela ne veut pas dire que l'on ne trouve aucune tentative opératoire de ce nom ou de ce genre dans l'histoire de la chirurgie. Non seulement on en trouve, mais on en trouve de très nombreuses et jusqu'à une époque très reculée. Mais aucune de ces tentatives ne pouvait aboutir, pour des raisons très multiples au premier rang desquelles il faut placer l'ignorance de l'anatomie et de la physiologie des hernies.

Pour toute la période qui s'étend depuis le moyen âge jusqu'au xix⁰ siècle, alors que l'on faisait de vains efforts pour déterminer une application suffisante de bandages, les essais d'opérations de cure radicale se multiplièrent, même malgré une effroyable mortalité. Mais nous avons tout droit de dire qu'elles n'ont laissé aucun souvenir utilisable.

Tantôt les opérateurs ont extirpé la hernie comme une tumeur, tantôt ils ont cherché, par la suture ou la cautérisation, à créer une barrière vers le milieu du sac qui pût retenir les viscères en voie de chute.

Ces différents essais n'ont, naturellement, rien donné de définitif. Il semble que la seule tentative heureuse pour la disparition des hernies ait été la castration systématique que pratiquaient certains charlatans, et qui permettait une ablation large du sac. La cicatrisation des larges surfaces cruentées laissées pouvait donner une réelle solidité à la région.

Au XIX⁰ siècle, les opérations de cure radicale se sont présentées un peu plus méthodiques, plus compliquées, ainsi que le permettait le chloroforme.

On a formé des bouchons oblitérant la région de diverses façons, en invaginant le sac, en ramassant l'épiploon ou même en refoulant le testicule.

Toutefois, ce ne fut vraiment qu'après l'avènement de la chirurgie antiseptique que les tentatives utiles sont venues. Encore la période de tâtonnements fut longue.

Pas mal d'années se sont passées avant que l'on eût formulé les principes d'une intervention qui définitivement fût réellement digne du nom de cure radicale.

A peine se présentaient ces opérations de cure radicale que la chinoiserie de la nomenclature leur était opposée par les chirurgiens qui, incapables de concevoir et d'exécuter des opérations nouvelles, avaient préféré en nier la possibilité. On a vu les chirurgiens qui n'avaient pas participé à l'invention décréter que l'opération ne pouvait pas donner une solution radicale et qu'il fallait changer son nom pour celui de *cure opératoire* et cela sous le prétexte que l'opéré pouvait être exposé à la récidive.

On aurait dû pousser ce raisonnement plus loin et qualifier tout le genre humain de *hernieux*, parce que, même s'il est indemne de hernie, tout homme est exposé à prendre la difformité à une époque quelconque de son existence. Ce n'aurait pas été plus ridicule.

Cette chinoiserie de nomenclature n'a pas prévalu ; on a même si bien pris l'habitude de l'appellation de *cure radicale* qu'on l'applique aujourd'hui continuellement à des opérations qui ne peuvent *jamais* offrir en elles-mêmes rien de radical (hémorroïdes, varices, varicocèle). Chose curieuse, vous trouverez ce vocable défectueusement appliqué à d'autres opérations par des chirurgiens qui croient encore de leur dignité de parler de la *cure opératoire des hernies.* Quoi qu'ils en disent, *la guérison radicale, chirurgicale et définitive de la hernie peut être obtenue.*

La possibilité de la guérison absolue et définitive de la hernie est même une caractéristique bien curieuse de la physiologie pathologique de cette difformité. Il est très frappant que, malgré une constitution anatomique très complexe, elle puisse disparaître absolument et définitivement sous certaines influences traumatiques.

Cela est si vrai qu'on observe quelquefois, bien que *très rarement,* la guérison coïncidant avec l'action du bandage.

Sans doute, il faut bien se garder de la foi que le public et les médecins ont en la guérison par le bandage. Celle qui passe pour être ainsi commune n'existe guère. On se fie à des apparences passagères qui trompent sans résultats utiles; mais il faut savoir qu'en certains cas très rares, très exceptionnels, la guérison paraît réellement résulter de l'application d'un bandage.

Or si le traumatisme léger et continu du bandage peut nous procurer ce résultat très exceptionnel, des traumatismes plus sérieux peuvent avoir ce résultat déjà plus communément.

On a pu voir la hernie guérie sous l'influence de traumatismes variés.

Certains traumatismes qui au premier abord paraissent bien de nature à aggraver la hernie et, de fait, l'aggravent habituellement, peuvent au contraire la guérir par des mécanismes divers.

Il faut citer par exemple, au premier rang des opérations qui ne devraient pas donner cette guérison, la *kélotomie simple* pour la hernie étranglée. Elle menait bien rarement autrefois à la survie, car elle constituait une des opérations les plus meurtrières de la chirurgie. Dans les cas rares où cette survie se produisait, le sujet était le plus habituellement doté d'une éventration des plus graves, qui tenait tout naturellement à ce que pour lever l'*étranglement,* la voie herniaire avait été agrandie le plus possible.

Cependant un petit nombre de sujets ont vu disparaître leur difformité. Après l'opération de leur étranglement, la hernie n'a pas reparu.

Bien des gens n'ont pas su analyser les causes très multiples, mais très rares de ces heureux résultats, de cette possibilité de guérison par un traumatisme peu propre à les obtenir.

Aussi, ayant eux-mêmes inventé des opérations mal conçues ayant malgré cela obtenu quelques résultats positifs, des chirurgiens se sont imaginé qu'ils avaient inventé des opérations valables de cure radicale et ont inutilement encombré la science.

Dans la chirurgie des enfants, ce cas est particulièrement frappant. En effet chez l'enfant la guérison est notablement plus facile à obtenir que chez l'adulte.

La facilité de guérison est assez grande chez eux pour que, bien plus communément que pour l'adulte, une opération mauvaise, mal conçue, donne encore quelques résultats acceptables. Une technique bonne, mais mal exécutée, hâtivement suivie et négligée, donne encore plus de résultats que la même technique mal appliquée chez l'adulte.

Quand on est averti de ces faits on comprend les erreurs communes, entretenues tout particulièrement dans la chirurgie infantile et la possibilité de quelques guérisons définitives malgré une mauvaise pratique.

Ce n'est pas une excuse pour adopter une mauvaise opération ou pour faire une opération avec négligence, mais la connaissance de ce fait nous explique pourquoi tant de chirurgiens satisfaits de ne pas reconnaître leur intervention trop dangereuse, et d'avoir immédiatement quelques apparences de guérison, se contentent de peu et traitent légèrement une opération qui nécessite au contraire des soins extrêmes pour donner ce maximum de sécurité et de résistance sans lequel on peut dire que la *véritable cure radicale n'existe pas*. Ceux-là seuls ont peut-être raison d'adopter le vocable de *cure opératoire* puisqu'ils n'obtiennent la cure radicale que par hasard.

PRINCIPES DES DIFFÉRENTES MÉTHODES

Ces préliminaires nous permettent d'affirmer que la guérison définitive de la hernie peut être obtenue par des interventions traumatiques méthodiques, car il était facile de prévoir que ce qui s'obtenait par hasard avait chance d'être obtenu régulièrement par l'application de méthodes bien conçues.

Toutefois, il ne faut pas se dissimuler qu'en ce sens une œuvre très parfaite, absolument nécessaire pour donner des résultats constants et mériter une confiance générale, était chose difficile à réaliser.

Bien des causes expliquent l'imperfection des opérations adoptées pour la cure radicale, même depuis la méthode antiseptique.

D'abord les premiers chirurgiens qui l'ont cherchée l'ont faite surtout au cours de l'opération de la hernie étranglée. Il était légitime de procéder ainsi puisqu'on profitait d'une circonstance où l'intervention était inévitable pour la rendre tout à fait curatrice.

Mais, dans ces circonstances, l'opération ne présente pas toutes les conditions favorables ; elle ne donne qu'une idée insuffisante de la perfection avec laquelle on peut intervenir dans de meilleures conditions, en dehors de la complication d'étranglement.

J'ai procédé ainsi, comme mes contemporains, de 1874 à 1880. Inaugurant la chirurgie antiseptique en France, j'ai profité du très grand nombre de kélotomies pour étranglement que j'ai pratiquées pour compléter mon opération par des manœuvres diverses, et cherché à obtenir, au lieu de l'éventration secondaire, des cicatrices solides, résistantes qui ne fussent plus franchies par les viscères. Les sutures sur le trajet herniaire après extirpation du sac ont été mes premières pratiques.

J'ai communiqué des résultats au *Congrès international d'Amsterdam* en 1879 où cette question de la cure radicale fut abordée et où j'ai pris part à la discussion ; il ne s'agissait guère pour tout le monde que des cas de cette nature.

En pareille condition, le chirurgien a le droit d'être satisfait d'une amélioration qu'il apporte à son client, s'il l'a obtenue sans aggravation du danger qu'il courait du fait de la maladie, même si cette amélioration n'est pas complète, car elle est toujours préférable à tout ce qu'il aurait obtenu sans ce perfectionnement. Mais il faut nécessairement se proposer un autre idéal, lorsqu'il s'agit d'une intervention opératoire qui n'a d'autre but que la guérison d'une difformité gênante, mais ne compromettant pas l'existence, lorsqu'on se trouve en face de tissus non altérés et que l'on doit compter avec les facilités comme avec les dangers spéciaux de l'opération.

Ce qui caractérise tous les essais anciens et beaucoup d'essais modernes de cure radicale, c'est que l'on a considéré la hernie comme une lésion assez simple pour qu'il fût possible de la guérir par un processus simple aussi. On a pu se dire que si on détruit ce qui est apparent dans la lésion (le sac) ou si on crée un obstacle à l'évolution des viscères vers la partie extra-abdominale par une application simple et limitée (suture) on réussira à guérir le sujet de sa difformité.

C'est ainsi par exemple qu'on a proposé de supprimer simplement ce qui constitue la tumeur, *extirpation du sac herniaire avec ou sans son collet.*

On a voulu boucher la voie de sortie par une sorte de bouchon, *bouchon formé par l'épiploon ou par les débris du sac invaginés.*

On a purement et simplement fermé le trajet herniaire par la suture : *Opération dite de Czerny, suture des piliers.*

Cette suture des piliers, qui devait représenter la barrière infranchissable, et qui donnait certainement quelques résultats, a si bien impressionné nombre de chirurgiens qu'elle est devenue pour beaucoup l'objectif et, même aujourd'hui, elle a encore quelque crédit malgré son insuffisance notoire.

Comme mes premiers essais remontent à la période d'invention de toutes les opérations de cure radicale, j'ai passé par toutes ces phases de recherches entre 1874 et 1880, période dans laquelle je ne suis intervenu que pour la hernie étranglée. J'ai opéré, moi aussi, par l'extirpation simple du sac et par la suture. J'ai fait ces extirpations de séreuses plus ou moins complètes, et ces sutures plus ou moins haut sur le trajet de la hernie, et mes procédés, tout aussi imparfaits que les premiers essais contemporains, m'ont pourtant donné un assez bon nombre de résultats satisfaisants.

Je pourrais citer un de mes opérés de 1877 que j'ai revu il y a peu de temps parfaitement solide et guéri, bien qu'il ait ainsi pendant de longues années, pendant plus de vingt-cinq ans, travaillé comme manouvrier.

MA MÉTHODE

Mais, après ces essais de la première heure, et lorsque j'ai abordé depuis 1881 la cure des hernies non étranglées, j'ai reconnu et démontré que la hernie n'était pas une difformité si élémentaire qu'elle pût disparaître par une action simple répondant à un *seul élément.*

J'ai été le *premier* à formuler cette nécessité, pour toute opération de cure radicale véritablement digne de ce nom, de répondre à plusieurs des conditions de formation de la hernie.

Il faut qu'elle réunisse des conditions multiples de résistance, répondant à des conditions multiples et bien déterminées de l'anatomie pathologique et de la physiologie pathologique de la hernie.

TROIS CONDITIONS ANATOMIQUES

Chez tout hernieux, la protrusion des viscères comporte :

1° Un *sac séreux*, constituant une cavité séreuse supplémentaire à laquelle aboutit dans le ventre une sorte d'*entonnoir*, ou plan glissant, suivi par les viscères qui descendent dans le sac A A' ;

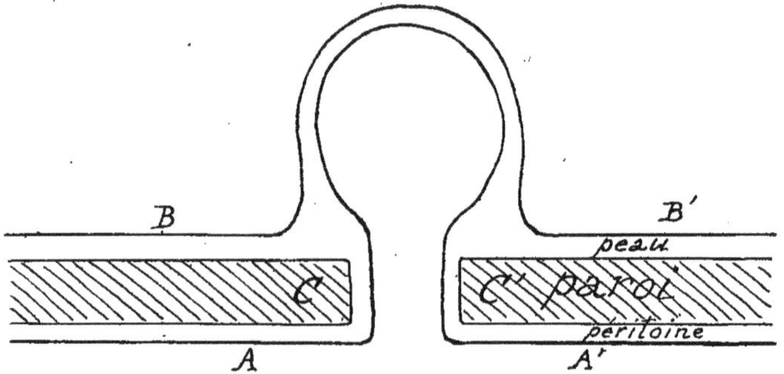

Fig. 2. — *Schéma d'une hernie montrant un sac séreux, continuation du péritoine traversant une paroi fibro-musculaire et se plaçant sous la peau. Elle est représentée vide de viscères.*

2° Un *vide, ou trou*, un manque de la paroi abdominale qui permet le passage de ce sac et des viscères qu'il contient autour duquel la paroi abdominale est ordinairement affaiblie, amincie.

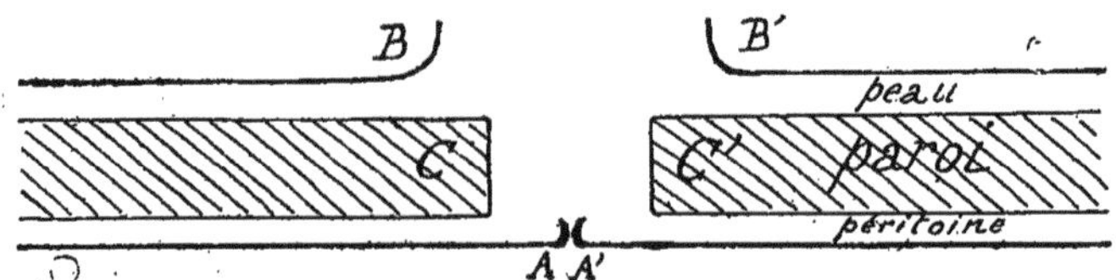

Fig. 3. — *Schéma représentant le vide ou trou de la paroi musculofibreuse de l'abdomen en C C'. Le sac séreux a été enlevé, le péritoine est fermé en A A' et la vue de cette figure montre bien que si le trou C C' n'est pas comblé et si la région en ce point n'est pas renforcée, la paroi reste exposée à une faiblesse inévitable.*

3° Les *viscères contenus*, qui contribuent à former la hernie qui ont forcé le passage, qui peuvent contribuer à le forcer à nouveau et trouvent mal leur place dans l'abdomen.

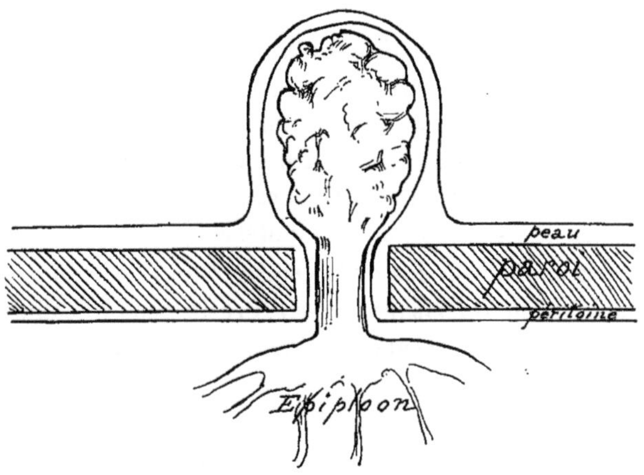

Fig. 4. — *Schéma d'une hernie remplie par de l'épiploon.*

Cette figure montre que le sac herniaire contenant souvent des parties non indispensables il peut y avoir utilité à les supprimer pour rendre à la hernie, à son sac séreux la simplicité des figures 1 et 2.

A chacun de ces éléments de la constitution de la hernie, doit répondre un moyen opératoire de destruction ou de résistance. L'opération doit viser chacun de ces éléments.

Avant moi, les opérateurs n'ont visé qu'un de ces éléments, tantôt le sac, tantôt l'anneau, tantôt le contenu, sans attacher d'importance à un autre. Même pour attaquer les éléments constituants de la hernie, ils ne se sont pas attachés à tous *les détails de la formation de la hernie.*

Dans la plupart des opérations fondées sur la nécessité de l'extirpation du sac, celle-ci était souvent incomplète.

En tous cas *l'infundibulum était négligé dans toutes les opérations sans exception.*

Certains auteurs extirpent le sac ou s'en servent pour boucher les orifices. Ils conservent ainsi non seulement le plan glissant ou infundibulum, mais ils gardent encore avec des débris du sac de véritables fissures dans leur bouchon, fissures à parois lisses qui sont des *amorces* pour le retour de la hernie.

Pour les auteurs pratiquant la suture des piliers sans se préoccuper de l'extirpation du sac, il persistait toujours un cul-de-sac péritonéal supérieur, véritable hernie qui n'attendait qu'un développement secondaire pour une récidive complète.

La plupart des opérations ne corrigent en rien l'amincissement de la paroi abdominale antérieure.

Pour presque tous les opérateurs, toute l'opération se passant à *la partie inférieure du sac*, il reste dans le canal inguinal une véritable *hernie en attente* de développement, *une amorce.*

Même pour certaines opérations mieux conçues et très haut pratiquées dans une période plus moderne, alors que le sac est bien extirpé et la paroi bien réparée, des chirurgiens respectent systématiquement l'épiploon qui, venant battre la cicatrice, jouera un rôle efficace pour amener une récidive, en effondrant la cicatrice opératoire, si solide qu'elle eût pu paraître.

Cette courte énumération, même sans la critique individuelle de tous les procédés fait comprendre *qu'avant ma pratique et avant mes opérations*, aucun chirurgien n'a visé la totalité des éléments indispensables pour la réparation de la difformité.

J'ajoute, pour terminer cette comparaison critique des principes des autres opérations de cure radicale et de la mienne, qu'une des différences fondamentales qui les a séparées c'est que les auteurs sont partis généralement de ce principe qu'ils restituaient à la région sa forme et ses conditions normales. C'est là ce qui a fait dire que leur solution du problème était *élégante.* J'estime que c'est là ce qui caractérise leur *insuffisance.*

Je crois au contraire que toute opération réparatrice qui se propose de remédier à une difformité, de créer des organes ou des dispositions nouvelles, doit recourir à des procédés sensiblement différents de ceux employés par la nature pour corriger ces difformités.

La perfection de nos œuvres, de nos créations d'organes est bien loin de celle de la nature ; et, si nous voulons avoir quelques chances de créer des résistances suppléant à celles que peuvent avoir les organes naturels, il faut exagérer de beaucoup ces résistances artificielles, et par conséquent faire quelque chose de nouveau, de différent, de plus robuste, de plus grossier. L'élégance n'est pas de mise ici.

C'est là ce que j'ai cherché, en opposant aux trois conditions anatomiques qui modifiaient l'état naturel des parties trois actions chirurgicales puissantes, destructives et réparatrices, trop fortes en quelque sorte et paraissant dépasser le but.

J'ai depuis longtemps démontré par l'expérience de mes nombreuses opérations que la solidité des cures radicales que j'ai faites donnait toute satisfaction. Mais je pense démontrer aisément à ceux qui voudront bien me suivre attentivement pourquoi aucune des méthodes actuelles ne donne la réparation aussi complète que la mienne, bien que je reconnaisse volontiers que certaines méthodes ont cherché par des efforts très ingénieux à remplir complètement certaines conditions de la réparation dont j'avais indiqué la nécessité.

TROIS CONDITIONS OPÉRATOIRES APPLICABLES A TOUTES LES VARIÉTÉS DE HERNIES

1° Toute la *surface séreuse du sac* contenant les viscères et formant la paroi du collet de la hernie doit être détruite. La destruction doit porter en outre sur *tout le plan séreux supé-*

rieur ou *infundibulum* qui permet aux viscères de glisser vers la région herniaire (fig. 1 et 2, p. 16 et 34).

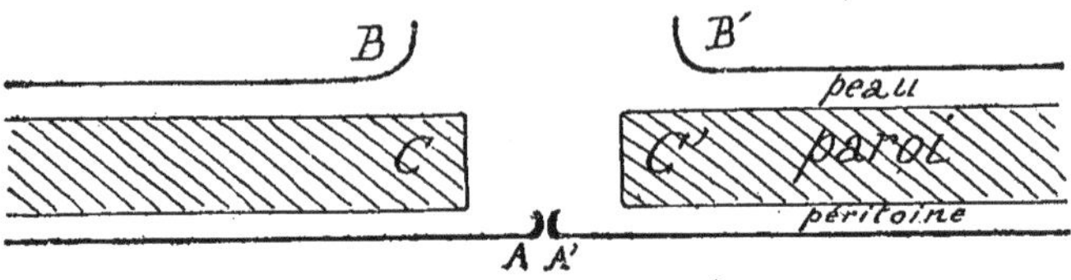

FIG. 5. — *Schéma de la destruction séreuse.*

En examinant attentivement ce schéma on verra que tout le sac péritonéal a été enlevé. Nous ne trouvons plus de séreuse dans la région, le
péritoine est fermé en A A'. La peau n'est pas encore suturée et fer-
mée. Mais surtout il reste entre C et C' un orifice béant. C'est le trou
dont j'ai parlé. Il y a là non seulement une perte de substance mais il
y a une paroi dont l'affaiblissement habituel n'est pas représenté.

2° Le *trou béant* ou *le canal* par lequel passent les viscères
doit être comblé(fig. 5). Dans la région affaiblie où on le rencontre doit être formée la barrière la plus puissante possible
qui subira l'effort de la pression intra-abdominale (fig. 6).

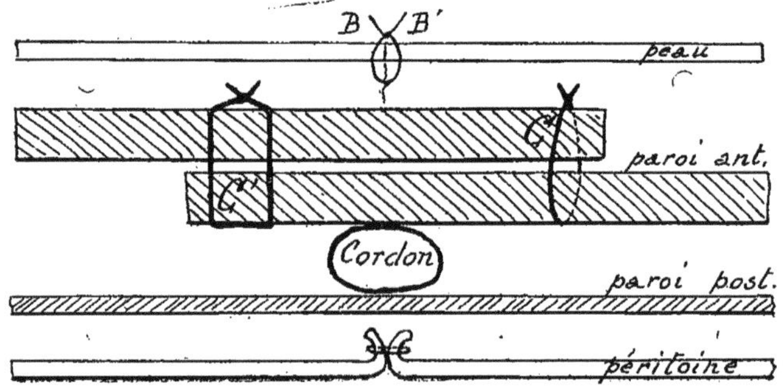

FIG. 6. — *Schéma de la réparation pour une cure radicale de hernie
inguinale.*

Ce schéma donne bien l'idée du but à poursuivre par l'opération pour
boucher le trou et pour consolider une région. Il montre la peau fer-
mée par suture en B B'. Deux larges lambeaux fibro-musculaires sont
superposés en C C'. Le cordon testiculaire est refoulé en sa place en
arrière de cette paroi. La paroi postérieure du canal inguinal est derrière ce cordon et derrière lui encore le péritoine fermé mais fermé
sans infundibulum, sans creux qui doive préparer une hernie.

3° Toutes les fois que le contenu viscéral du sac peut être supprimé, il faut l'enlever. L'épiploon doit être enlevé non seulement dans le sac herniaire, mais partout où il parvient et peut atteindre le voisinage immédiat de la hernie.

(La figure 4 page 35 montre les parties contenues à enlever).

S'il séjourne au voisinage de la région après l'opération, il constitue une menace grave pour la récidive. Même, il peut faire cette récidive de toutes pièces par de simples adhérences cicatricielles.

Si des organes autres que l'épiploon contenus dans le sac herniaire sont enlevables, il peut y avoir nécessité de les enlever (testicules, ovaires, trompes, etc.).

Ces trois principes, ces trois actions chirurgicales indispensables doivent se retrouver dans les opérations de cure radicale de toutes les hernies abdominales, parce que toutes les hernies abdominales ont les mêmes éléments constituants et certaines causes communes de développement et de récidive.

Mais, tout naturellement, c'est la hernie inguinale, qui est la plus fréquente et la plus parfaite de toutes, qui sera visée le plus souvent et qui doit servir de type en quelque sorte. Elle est du reste de beaucoup la plus commune.

Très heureusement, c'est aussi la hernie pour laquelle l'opération peut arriver à son caractère de perfection.

Toutefois, si j'ai créé une méthode pour cette hernie inguinale, j'ai inventé successivement des méthodes pour chacune des hernies abdominales, en suivant toujours, pour chacune d'elles, les mêmes principes de la façon la plus exacte possible.

1° SUPPRESSION DE LA SÉREUSE HERNIAIRE

La première nécessité de toute opération de cure radicale c'est la recherche et la suppression de la cavité et du sac séreux anormal qui la constitue, qui renferme les viscères herniés et de celle qui en plan incliné les conduit au dehors.

On pourrait ajouter que la suppression de la séreuse est indispensable seulement dans la région qui s'étend de l'orifice externe du canal inguinal à l'abdomen. Elle est indispensable là pour *le ou les collets* de la hernie, pour le *trajet intra-inguinal*, pour *l'infundibulum* de A en B.

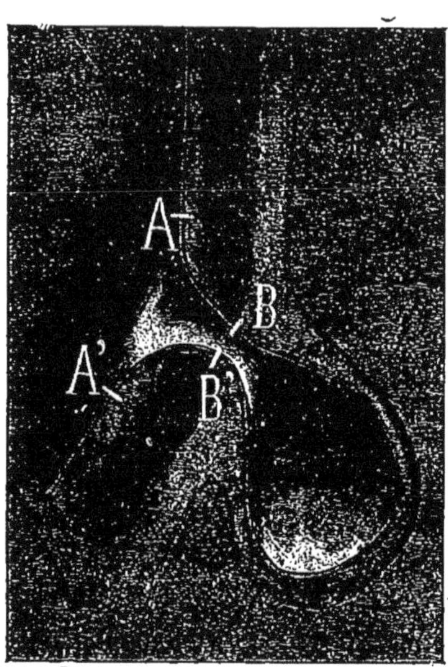

Fɪɢ. 7. — *Schéma du sac herniaire et de l'infundibulum.*

Que l'on jette un coup d'œil sur le schéma du sac herniaire on aura bien la notion de cet entonnoir glissant qui dans l'abdomen précède le sac herniaire. Il suffit en quelque sorte de la regarder pour comprendre que si tout ou partie de cet infundibulum persiste, c'est l'amorce de la hernie future qui persiste. Ce n'est donc pas le collet du sac en B B, qu'il faut enlever c'est l'infundibulum tout entier en A A'.

Mais, une fois que cette surface séreuse et glissante, cette partie de la hernie a été détruite, toute la partie inférieure, c'est-à-dire tout le sac herniaire, est assez indifférente.

Elle sera enlevée complètement, ou incomplètement, ou pas du tout, sans que cela influence la réalité de la cure radicale.

C'est là un point capital à faire observer, parce que l'immense majorité des chirurgiens s'attaque *toujours à la partie inférieure ou exubérante* du sac pour n'arriver qu'en fin d'opération à la partie *supérieure* dont la dissection peut de ce fait être négligée.

Dès mes premières opérations, j'ai montré que pour cette raison toute opération devait débuter par cette partie supérieure, plus particulièrement en ce qui concerne la hernie inguinale, mais aussi pour les autres variétés de hernies.

J'ai même montré, dans mes toutes premières opérations, qu'il pouvait arriver que, sans grand inconvénient, après avoir extirpé la partie de la hernie répondant au canal de communication, on laissât en place le fond du sac. Je puis citer en particulier ma septième observation de cure radicale d'une hernie inguinale énorme, publiée en 1886, pour laquelle une portion de sac laissée en place forma une sorte de kyste, sans inconvénient aucun pour la solidité de la cure radicale.

L'opération doit donc ainsi déjà, dès son début, être fort différente de l'opération ancienne de kélotomie pour hernie étranglée que l'on commençait sur la partie exubérante du sac, pour la limiter ensuite à la partie étranglante.

L'opération doit immédiatement atteindre la partie supérieure de la séreuse. Même pour mes toutes premières opérations, dans lesquelles je ne commençais pas par fendre la paroi du canal inguinal, je faisais débuter ma dissection par la partie la plus élevée du sac.

Lorsque j'ai fait cette ouverture du canal inguinal comme le premier temps nécessaire de l'opération, j'ai perfectionné encore le principe de l'attaque de la séreuse, et sa destruction *le plus haut possible* dans l'abdomen (infundibulum).

Je ferai remarquer que longtemps j'ai été le seul à préconiser cette destruction de l'infundibulum.

Cependant *on peut dire que sans cette destruction la cure radicale n'existe pas.*

Au début, j'ai préconisé pour y arriver les tractions même violentes sur la séreuse. Depuis, et pour toutes les variétés de hernie, j'ai préféré les incisions portées plus haut.

Pour toutes les hernies, mais surtout pour la hernie inguinale, j'ai montré que, par le chevauchement des parois que j'ai préconisé, la réparation pouvait être si parfaite qu'il n'y avait que des avantages à porter le plus haut possible cette ouverture de la région sans crainte d'affaiblir la paroi.

Quelle que soit la hernie (inguinale, crurale, ombilicale, épigastrique), la destruction de l'infundibulum, après ouverture et dissection élevée, est un principe fondamental.

2° Réparation de la paroi

La seconde condition fondamentale de l'opération est la réparation du trou ou canal béant que traversait la cavité séreuse.

Pour combler ce vide et sans même se préoccuper de supprimer la surface séreuse, on a cherché à employer toutes sortes d'éléments, l'épiploon, le sac, la peau et même le testicule.

Mais cette formation d'un bouchon, étranger en quelque sorte à la paroi, a de nombreux inconvénients.

Il cause des tiraillements et des douleurs.

Il bouche d'une façon très imparfaite.

Il peut même contribuer à favoriser la reproduction de la hernie qu'il dirige en quelque sorte et qu'il précède pour forcer la paroi.

Sans doute, quelques-unes des opérations proposées pour la confection de ces bouchons sont fort ingénieuses ; certaines ont donné un bon nombre de résultats ; mais, selon moi, la supériorité des opérations de *réparation directe de la paroi* est acquise depuis trop longtemps pour qu'on s'arrête encore à celles-ci. Les opérations actuelles ont permis de rejeter ces artifices.

Cette réparation directe de la paroi est en quelque sorte indiquée à l'opérateur rien que par l'observation des suites des traumatismes de la région herniaire.

Remarquez en effet que si, tout simplement après avoir disséqué très haut la séreuse herniaire, après avoir ainsi créé à l'intérieur des plans de la paroi abdominale de larges surfaces cruentées, on laissait toutes choses à elles-mêmes, à la réparation spontanée, en réunissant grossièrement les éléments de la paroi, on aurait déjà des chances d'obtenir une cure radicale, une disparition de la hernie.

En effet, ce décollement de la séreuse sur une surface très grande laisse des surfaces cruentées qui vont être le siège de la formation d'une cicatrice. Cette cicatrice constituerait une barrière importante contre l'effort des viscères. Beaucoup de procédés n'ont pas d'autre élément de résistance et lorsque autrefois nous obtenions la disparition de la hernie après l'opération de la kélotomie pour hernie étranglée, cette formation cicatricielle en était la cause principale due à ce que nous complétions l'opération par l'extirpation de tout ou partie du sac.

Mais la guérison obtenue ainsi serait très incertaine, très irrégulière et sujette à récidive.

La réparation *méthodique* de la paroi est devenue pour toutes les opérations de cure radicale dignes de ce nom le but à poursuivre.

Les auteurs qui l'ont poursuivi peuvent se distinguer, suivant qu'ils ont cru arriver au but en reproduisant exactement les dispositions anatomiques naturelles ou suivant qu'ils ont cherché par un artifice à modifier la région de façon à créer un obstacle plus solide que celui de toute la région naturelle.

L'opération de Bassini pour la hernie inguinale a précisément cette formule. L'éminent chirurgien veut rétablir la paroi abdominale dans ses conditions normales, rendre au canal inguinal sa direction oblique, placer le cordon entre des plans redevenus normaux, après avoir enlevé le prolongement séreux qui occupait le canal inguinal herniaire. L'opération terminée, il a la prétention de nous présenter une région telle qu'elle est à l'état normal.

Cette théorie anatomique a séduit bien des chirurgiens qui ont caractérisé cette solution en la disant *élégante*.

Sans discuter encore les mérites de l'opération de Bassini que j'étudierai à fond plus loin, je l'accuse précisément de manquer du *fondement théorique capital*. Chercher en ce cas à rétablir l'état de nature, c'est chercher volontairement quelque chose d'insuffisant puisque précisément le moyen naturel n'a pas servi. Il faudrait en principe quelque chose de plus.

Or avec cette *forme identique à la forme normale*, l'opéré aura encore à coup sûr des éléments de faiblesse plus grande. Ce n'est pas une paroi non entamée qu'il opposera, ce seront deux cicatrices linéaires superposées et des parois d'une minceur que rien n'a modifiée.

Il est donc évident à *priori* qu'une reconstitution anatomique, copiant la nature, est fatalement vouée à l'insuffisance

Le principe d'une réparation de difformité doit toujours et partout être le suivant : si nous avons affaire à des muscles, à des aponévroses, à des os médiocres, la recherche de la restitution *ad integrum* n'est pas le but à poursuivre. Le but c'est la recherche d'une résistance plus grande que celle qui était normale chez le sujet. Nous ne nous soucions pas de savoir si nous reproduisons exactement le procédé que la nature dans sa perfection avait employé. Nous devons avoir recours à quelque chose de plus grossier, de moins conforme aux formes régulières de l'organisme, à des dispositions nouvelles dont la *robustesse et la puissance* nous seront assurées précisément parce que nous avons donné une forme nouvelle en recourant à des procédés moins délicats que ceux de la nature. Nous obtenons ainsi une région ou un organe modifié, mais doué d'une puissance supérieure.

Quand nous réparons une cavité viscérale, nous nous occupons peu de savoir si le point réparé ne sera pas le siège d'une saillie anormale, si l'orifice suffisant par lequel passeront les liquides ou les solides aura exactement les mêmes formes et dimensions que l'orifice normal, si le membre réparé aura exactement la disposition esthétique des membres semblables, si le sujet atrophié n'aura pas recours à des muscles différents pour arriver à l'accomplissement d'une fonction régulière.

Partout et toujours quand nous avons accompli une réparation, nous cherchons à *soustraire une cicatrice* à l'action directe des forces destructrices.

Or c'est là le but que je vais poursuivre en formant au-dessus du sac, c'est-à-dire depuis une région supérieure à l'anneau inguinal interne jusqu'au-dessous de l'anneau inguinal externe, une barrière dont les éléments sont constitués par les éléments normaux de la paroi, mais par *deux parois superposées* et fondues ensemble par de larges *surfaces de réunion*.

Dans la réparation dite logique, dite *simple et élégante*, on a cherché seulement *à accoler* les parties incisées. En produisant des cicatrices *linéaires* on a seulement obtenu des lignes cicatricielles supportant directement l'effort des viscères. C'est le cas de l'opération de Bassini. La récidive en est la conséquence au moins fréquente.

En faisant *chevaucher des lambeaux*, de larges portions de paroi, j'ai voulu obtenir un élément de résistance plus grossier, moins élégant, mais infiniment plus vigoureux.

Immédiatement, la réunion parfaite et puissante est bien mieux assurée ; et, *secondairement*, la barrière opposée aux viscères qui les viennent battre n'est plus un simple élément cicatriciel, c'est une paroi doublée d'une seconde paroi.

Le type de ce mode de réparation grossière et puissante est dans ma méthode de cure radicale de hernie inguinale.

Après des tâtonnements je l'ai exposée bien nettement dans mon *traité* de 1892 et depuis cette époque, sans en changer

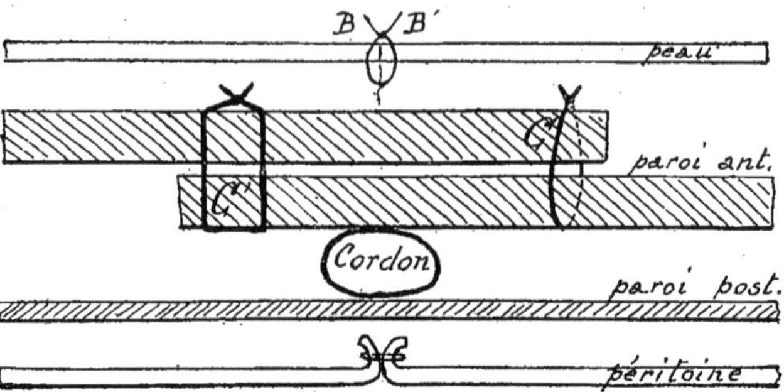

Fig. 8. — *Schéma horizontal de la réparation dans ma méthode de curé radicale de hernie inguinale.*

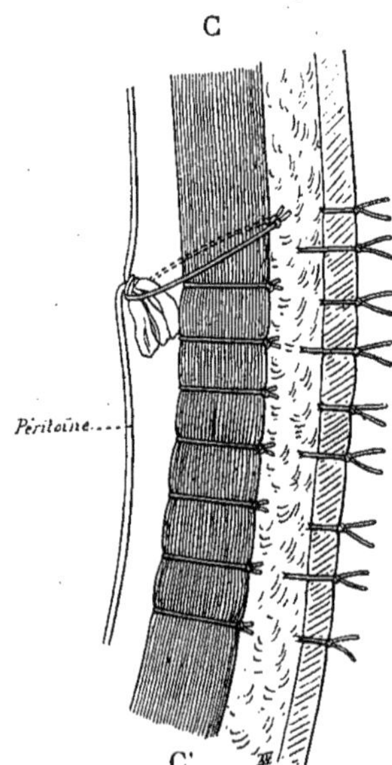

Fig. 9. — *Schéma vertical de ma réparation de la hernie inguinale.*

On doit constater sur ces deux schémas que le but poursuivi est la constitution en C C' d'une masse résistante due à la superposition de plans accolés et bien réunis par de larges surfaces précisément dans la région du trou béant que nous avons bien fait voir.

Les résultats locaux de cette superposition que montrent ces figures schématiques sont faciles à constater chez l'opéré, chez lequel une saillie remplace le vide, le creux que le hernieux présentait en cette région.

ı es principes et les indications, je n'ai fait que perfectionner les détails de mon œuvre en élargissant le plus possible mon champ opératoire et en insistant sur le renforcement parfait de la région par un doublement plus large des parois en augmentant la longueur des parois et l'étendue de leur chevauchement.

Nous verrons plus loin, en étudiant le détail de la technique comment cette méthode remplit absolument le programme que nous avons tracé tout à l'heure comment une *juste théorie* nous a conduit à une *pratique solide*.

Pour les autres hernies, à l'aide d'artifices divers, on peut constituer des opérations fondées sur les mêmes principes. Je l'ai fait pour les hernies ombilicales, crurales et épigastriques. J'ai obtenu des résultats suffisants, très satisfaisants même pour beaucoup. Mais j'avoue bien sincèrement qu'aucune de ces cures radicales de hernies n'est aussi parfaite et solide dans sa forme que la cure radicale des hernies inguinales. La constitution même de ces hernies me paraît de nature à rendre plus difficile la perfection de ces opérations avec les éléments dont nous disposons aujourd'hui.

3° SUPPRESSION DES PARTIES HERNIÉES (ÉPIPLOON)

La troisième condition fondamentale est celle qui concerne les parties herniées.

On a fait jouer aux organes herniés un rôle considérable dans la genèse des hernies. La hernie n'existerait que par la ptose préalable du viscère.

Dans sa généralité, dans son application aux instestins, cette proposition serait plus que contestable ; mais en ce qui concerne *l'épiploon,* elle a une grande part de vérité. L'épiploon joue un rôle considérable dans l'évolution d'une hernie et dans sa récidive. Ses dimensions exagérées amènent constamment l'organe dans la région herniaire.

Sa constitution, la nature de son tissu, font qu'il pénètre les parois, y adhère et les effondre. La graisse qu'il contient est liquide à la température du corps et elle transmet l'intégralité de la pression abdominale.

La théorie explique cette action pernicieuse. La pratique montre qu'en des cas de réparation parfaite en apparence il suffit de la conservation de l'épiploon pour déterminer un effondrement secondaire de la paroi plus ou moins rapproché de l'époque de l'opération.

Or, ce contenu de la hernie est ordinairement assez négligé. La plupart des opérateurs se contentent d'enlever l'épiploon qui était adhérent dans une hernie. Beaucoup ne l'enlèvent que s'il était altéré. Quelques-uns ne l'extirpent que s'il était franchement irréductible.

Frappé de l'action nocive de l'épiploon, dès le début de ces opérations j'ai affirmé la nécessité d'enlever tout épiploon accessible, et lorsque je trouve de l'épiploon dans une hernie j'enlève non seulement tout celui qui occupait la hernie, mais tout celui qui peut y être attiré.

La pratique de l'ablation de l'épiploon vous apprend combien il est possible d'extirper de cet organe alors qu'il en descendait à peine dans le sac ou même lorsqu'il n'en descendait pas du tout.

Il suffit d'une frange même petite atteinte avec le doigt pour attirer tout le tablier épiploïque dans le champ opératoire. Ce seul fait montre toute l'importance qu'il y a à se débarrasser d'un organe aussi mobile.

Il montre aussi que cette ablation très large que je pratique a deux conséquences complémentaires de la plus haute importance pour le succès de la cure définitive :

Elle permet en effet d'éviscérer en partie le sujet, c'est-à-dire de supprimer de l'abdomen encombré des masses importantes et d'y *faire de la place* (fait capital, puisque l'effort tend à chasser au dehors des viscères à l'étroit dans la cavité abdominale).

Puis elle permet de constater les adhérences épiploïques au voisinage de la hernie d'abord, et même au loin. On peut alors les détacher avec soin. Ce sera pour la suppression des douleurs herniaires ou péri-herniaires un résultat très important. Ce sera encore une chance de moins de récidive, les adhérences épiploïques voisines de l'orifice herniaire attirant constamment l'épiploon dans la région. Il est capital qu'elles ne subsistent pas.

Tout l'épiploon qui peut être attiré dans une hernie doit être extirpé. Cette proposition me paraît indiscutable.

Sans doute cette pratique constituera une complication importante. Mais la nécessité en est tellement évidente pour quiconque a une expérience sérieuse des suites de cure radicale que l'opérateur qui veut donner au sujet réparé toute la solidité possible ne peut renoncer à cette pratique.

Certains y renoncent cependant et font cette fâcheuse économie pour simplifier leur opération. Ils ne pratiquent pas l'extirpation, pour éviter un temps difficile. *Ils respectent l'épiploon parce qu'ils en ont peur.* Il ne peut y avoir d'autre raison.

J'enlève donc tout l'épiploon que je trouve dans une hernie, tout celui qui peut y être attiré par les tractions exercées sur celui qui était hernié. Lors même que je ne trouve pas d'épiploon dans la hernie, je plonge le doigt dans le péritoine abdominal et je cherche si quelque paquet épiploïque ne vient pas battre la région ; si j'en rencontre, je l'attire et le résèque comme si d'emblée je l'avais trouvé dans le sac.

Je parle de l'épiploon avant tout parce qu'il n'est guère de hernie qui n'en contienne. Quand la hernie n'en contient pas, il y en a presque toujours au voisinage de la hernie, et il peut être atteint par le doigt plongé dans l'abdomen.

La question se pose donc à peu près pour toutes les hernies.

Dans des cas plus rares, il y a dans la hernie, avec l'intestin que nous sommes bien obligés de conserver et de réduire, d'autres viscères qui peuvent être enlevés. Il faut les supprimer le plus souvent.

J'insiste sur cette ablation de l'épiploon parce que je la considère pour toutes les hernies comme d'importance capitale.

Cette importance a été contestée par bien des auteurs. On a admis qu'elle expose à des complications graves et j'imagine que c'est le spectre de ces complications qui a fait admettre qu'elle n'est pas indispensable.

Je sais bien que ces dangers existent. Ils existent pour les opérateurs qui ne font pas une antisepsie puissante. Ils existent pour les opérateurs qui n'ont pas étudié suffisamment la technique nécessaire.

Mais il est, selon moi, incontestable que le fait de laisser de l'épiploon non loin du champ herniaire est une des causes de récidives les plus fréquentes.

Quant au danger, il est probable qu'il est assez commun puisqu'on a écrit sur ce sujet des monographies de quelque importance. Mais je puis dire en toute sincérité qu'interrogé sur les accidents que j'avais observés à la suite des résections de l'épiploon, j'ai pu dire que *je n'en avais jamais observé dans mes opérations.* Je crois pourtant bien être le chirurgien qui dans le monde a le plus affirmé la nécessité de réséquer l'épiploon et le plus habituellement conformé sa pratique à cette opinion.

CONCLUSIONS RELATIVES AUX MÉTHODES DE CURE RADICALE

Non seulement j'estime, avec la vanité naturelle à un inventeur, que ma méthode répondant à trois conditions est la meilleure entre les méthodes, mais j'estime que toute méthode de cure radicale ne saurait exister réellement aujourd'hui que si elle répond à ces trois conditions. Plus elle s'éloignera de l'accomplissement de ces trois conditions, plus elle sera imparfaite parce qu'elle laisse derrière elle des éléments de récidive.

Ces notions ont chance de ne pas être acceptées, et beaucoup de chirurgiens continueront à croire faire de la cure radicale en négligeant ces conditions et n'obéissant par exemple qu'à une seule des indications. Cela tient, comme je l'ai dit, à ce que dans quelques cas la guérison permanente a été obtenue dans des conditions très irrégulières. Mais cela ne veut pas dire qu'il en serait toujours ains i ni même qu'il y ait des chances pour que cela soit fréquent. Dès lors une opération de cure radicale ne pourrait être basée sur une pareille et si rare éventualité.

Mais, surtout, beaucoup de chirurgiens se trompent encore par les fausses apparences de la hernie *masquée*, c'est-à-dire disparaissant temporaireme nt sous l'influence d'une thérapeutique.

Cette disparition temporaire peut résulter d'une mauvaise opération. Elle peut même résulter d'une action infiniment moins profonde que celle d'une opérati on.

Le traitement par bandages, l'action d'une gymnastique spéciale, l'usage de la bicyclette ont pu provoquer des disparitions de hernie que l'on a taxées à tort de cure radicale.

Je rappelle ces faits pour qu'on ne se méprenne pas sur des apparences que les circonstances d'une opération récente peuvent faire plus trompeuses encore.

La guérison apparente de la hernie est aussi facile que la véritable cure de la hernie est difficile.

De même qu'on lui a opposé les moyens les plus variés en imaginant qu'on la guérissait, on continue à croire la guérir par les opérations les plus imparfaites, par les sutures les plus variées.

Hors les conditions que j'ai déterminées, il est abusif de dire que l'on fait de la cure radicale. Il faut, pour qu'on ait le droit de le dire que cette cure radicale soit habituellement obtenue et habituellement solide, qu'il ne reste plus rien au niveau du canal inguinal et qu'il n'y ait plus rien dans la région de ce qui caractérise la présence ou les chances de production d'une hernie.

J'estime donc qu'il n'y a aucune exagération à dire : Une opération ne mérite le nom d'opération de cure radicale que quand elle remplit les conditions théoriques de résistance que j'ai énumérées après en avoir fait apprécier la nécessité.

Nous ne devons pas admettre à la légère un bon nombre d'affirmations qui courent le monde, même quand elles sont appuyées d'arguments statistiques qui, pour bien des raisons, sont infiniment plus difficiles à établir que ne se figurent ceux qui n'ont pas abordé en nombre suffisant les opérations de ce genre.

V

MATÉRIEL INSTRUMENTAL

Le matériel instrumental que j'emploie pourrait sans doute être remplacé par un autre matériel et je ne doute pas que d'autres opérateurs ne réussissent à appliquer ma méthode en utilisant d'autres instruments. Toutefois, je ferai remarquer que ceux que j'emploie m'ont paru particulièrement appropriés à l'œuvre que j'accomplis, et que si je m'en sers c'est qu'après une longue expérience ils m'ont paru plus commodes que les autres.

AIGUILLES A SUTURES ET A PASSER LES FILS

Mon aiguille à suture est toujours celle de Jacques Reverdin. Pour les sutures, j'en ai toujours trois modèles, dont deux sont habituellement utilisés : une aiguille droite et une aiguille courbe. Ces deux aiguilles doivent être d'un modèle *très fort*, surtout l'*aiguille courbe*. M. Collin m'en a fait construire une d'un modèle p articulièrement robuste.

Cette résistance de l'aiguille est nécessaire. En effet, pour passer mes fils dans la paroi abdominale, suivant le mode dont on trouvera la description plus loin, il faut une aiguille

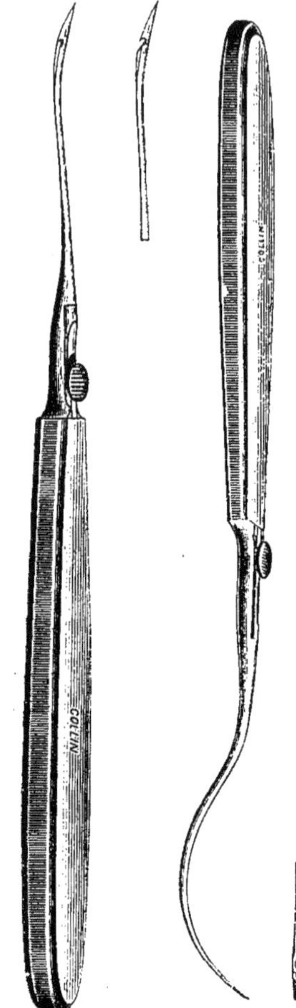

Fig. 10.—*Aiguilles de Reverdin droite et courbe.*

courbe très résistante, qui aille chercher la gaine du grand droit très profondément. Si l'aiguille est du modèle ordinaire, elle risque beaucoup d'être brisée par la pression nécessaire et j'ai souvent brisé rapidement cette aiguille. Un modèle exceptionnellement fort est nécessaire. Comme il n'y a rien à ménager il rendra tous les services voulus.

Pour les sutures superficielles, on peut, suivant ses goûts, employer une aiguille plus fine. J'en ai fort peu de souci et je ne prends pas la peine de changer d'aiguille.

En revanche, il faut toujours avoir à sa portée une aiguille plus fine pour le cas où l'on aurait des sutures intestinales à faire. Il est vrai que beaucoup de chirurgiens ne se servent pas d'aiguille de Reverdin pour la suture intestinale. Celle-ci n'est donc pas indispensable.

La grosse aiguille courbe est encore celle qui sera utilisée avec avantage dans la formation du pédicule. J'y tiens d'autant plus que, me servant toujours et partout de gros catgut, je tiens

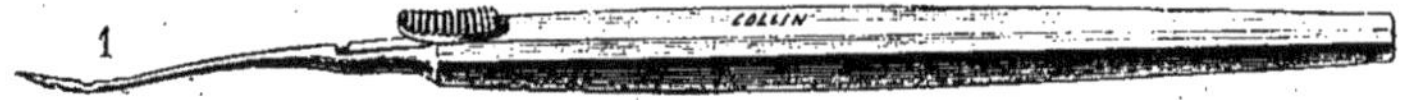

Fig. 11. — *Aiguille de Reverdin fine pour sutures intestinales.*

à avoir une aiguille dont le chas soit assez large pour recevoir le fil de gros catgut.

AIGUILLE MOUSSE DU MODÈLE REVERDIN

J'ai fait construire pour passer dans l'épiploon et souvent dans le pédicule, une aiguille mousse tout à fait du modèle de l'aiguille de Reverdin. Je ne saurais trop engager le chirurgien à s'en munir. Cette aiguille mousse, qui ne pique pas de vaisseau, qui passe dans les régions les plus vasculaires par simple pression, est tout à fait avantageuse pour la formation des pédicules épiploïques. Je m'en suis passé quelquefois ; j'ai toujours regretté, dans les cas où cela a été nécessaire, de ne pas l'avoir sous la main, car elle permet une pratique infiniment plus simple.

On a fait à toutes ces aiguilles du modèle Reverdin une grosse objection, tirée de la difficulté de les stériliser.

Tout d'abord, je ne crois pas à cette difficulté, même en l'absence de toute autoclave. Pendant de longues années j'ai toujours nettoyé l'aiguille en la passant au chloroforme et je n'ai jamais constaté un phénomène quelconque d'infection. Mais pour ceux qui tiennent à passer tous les instruments à l'autoclave, la chose est possible même pour ces aiguilles. Seulement il faut les enfermer dans des tubes bouchés de coton. Sans cela, l'action trop directe de la vapeur altère la substance de l'aiguille et cela pourrait avoir de graves inconvénients.

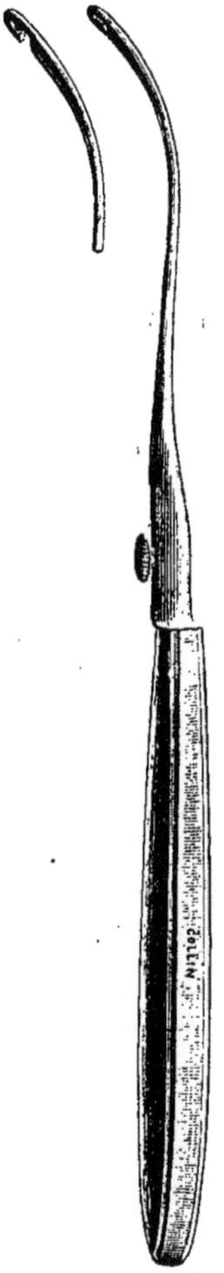

Fig. 12. — *Aiguille mousse de Reverdin. Modèle Lucas-Championnière.*

Après les avoir soigneusement nettoyées au chloroforme je les fais baigner dans une solution aqueuse d'acide phénique au vingtième.

PETITS CISEAUX MOUSSES

Comme je le dirai au cours de ma description, je tiens beaucoup à fréquemment utiliser les ciseaux. Mais pour les dissections délicates et surtout pour celles qui me permettent de parvenir dans la cavité abdominale sans feutrage du tissu cellulaire, j'utilise de petits ciseaux mousses, que M. Collin a fait construire pour moi, analogues à ceux que l'on emploie en chirurgie oculaire. Grâce à l'absence de pointes, on peut

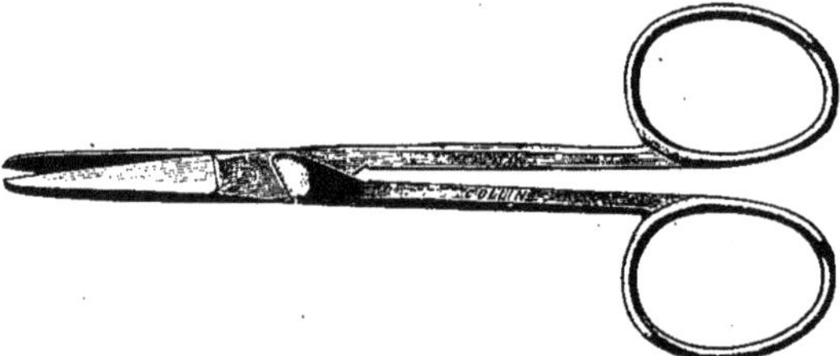

Fig. 13. — *Petits ciseaux mousses pour la dissection du sac. Modèle Lucas-Championnière.*

à leur aide disséquer sur une membrane tendue, sur la paroi intestinale. Il est utile que ces instruments soient faits avec beaucoup de précision avec un doigt ou tenon d'axe bien serré, pour que l'instrument coupe bien franchement jusqu'à son extrémité.

PINCES ÉCARTEURS ET RATEAUX

On verra que je n'admets jamais un doigt d'aide dans mon champ opératoire. J'emploi donc ici, comme pour toute ma chirurgie, de longues pinces à griffes pour faire écarter les

tissus par des aides qui les tiennent à grande distance de la
plaie. On les place sur la peau ou sur les aponévroses, de telle

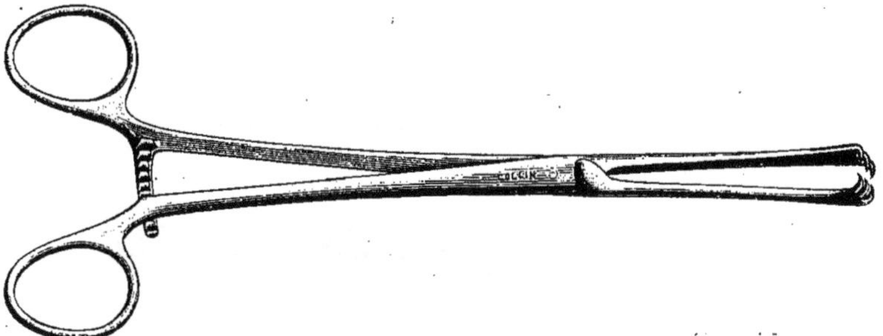

Fig. 14. — *Pince écarteur. Modèle Lucas-Championnière.*

sorte que, soit par les anneaux tenus à distance, soit simplement par leur poids, ces pinces écartent utilement les tissus.

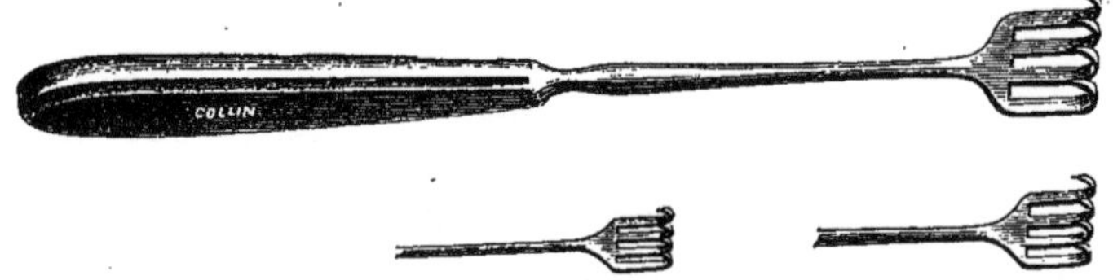

Fig. 15. — *Râteaux écarteurs de Volkmann.*

Dans le même but j'utilise les râteaux de Volkmann que je
considère comme toujours supérieurs à nos écarteurs mousses.

PINCES-CLAMP

Mon matériel comprend toujours des pinces-clamp à longs
mors qui me servent à saisir l'épiploon ou les grands sacs,

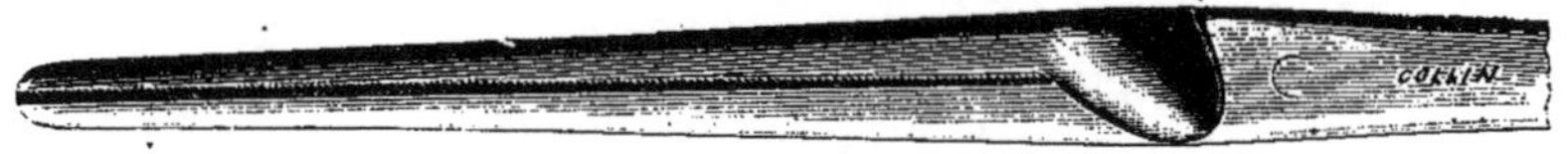

Fig. 16. — *Mors d'une des pinces-clamp.*

les grands lambeaux qui peuvent être comprimés sans inconvénients. J'en donne le dessin.

PINCE A FOURCHE

Mon arsenal comprend toujours la pince à fourche dentée, si commode pour tenir les lambeaux cutanés au moment des sutures.

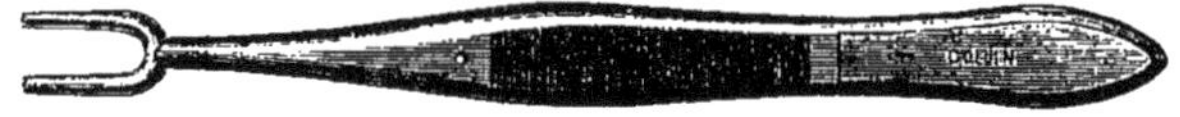

FIG. 17. — *Pince à dents et à fourche pour suture. Modèle Lucas-Championnière.*

Elle permet une régularité et une précision d'action qui valent la peine qu'on la recommande.

PINCES SPÉCIALES POUR LE CANAL INGUINAL

Dans mon arsenal indispensable il y a deux instruments imaginés exprès pour l'opération de la cure radicale :

Tout d'abord les pinces avec lesquelles je saisis la paroi abdominale au niveau de la paroi antérieure du canal inguinal. Ces pinces me rendent de grands services.

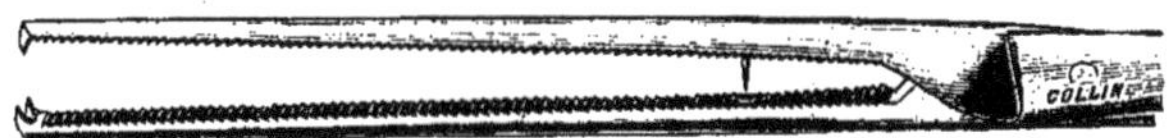

FIG. 18. — *Figure exacte en ses dimensions de la pince de Lucas-Championnière pour la paroi antérieure du canal inguinal. Elle est ouverte pour permettre de voir les dents de son extrémité et la pointe de la base qui pénètre une petite mortaise dans la branche opposée.*

Ce sont des pinces-clamp terminées par une pointe. Je fais donner aux mors de l'instrument une longueur de 7 centimètres.

La figure ci-contre représente les dimensions exactes des mors de la pince.

Pour que la base des mors ne laisse pas échapper les parois qui ont été saisies, j'y ai fait placer une pointe, une sorte de clou, très fin, qui s'engage dans une petite mortaise.

Je considère cet instrument comme facilitant beaucoup les manœuvres. Je l'avais faite d'abord plus courte, puis je l'ai allongée et j'ai établi ses dimensions par l'expérience. La longueur minima des mors de ces pinces doit être de 7 centimètres de la pointe au ténon.

PINCES A MORS PLATS

L'autre instrument, très simple aussi, est la pince que j'appelle à *mors plats*.

C'est une pince terminée par un plateau rond et dont les mors sont assez finement cannelés.

Ces pinces, assez larges, permettent de saisir un péritoine friable sur une surface assez grande pour ne pas le déchirer.

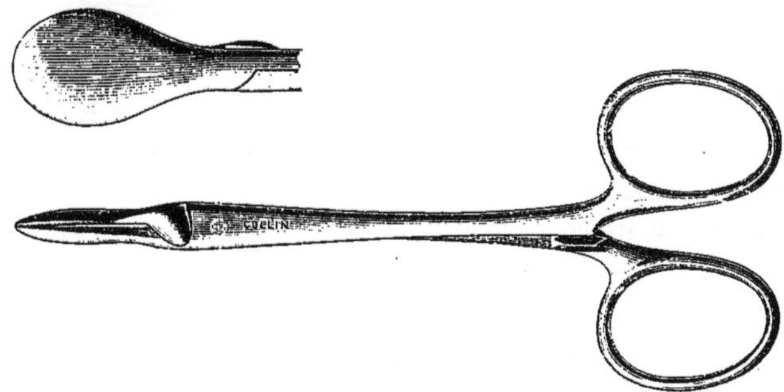

FIG. 19. — *Pince à mors plats de Lucas-Championnière pour saisir le péritoine. Vue de face. Vue de profil.*

Je conseille beaucoup aux opérateurs de se toujours munir de ces pinces, aucune autre forme de pinces ne permet aussi bien d'exercer des tractions sur le sac péritonéal sans le déchirer et c'est là un point capital pour une bonne dissection.

PINCE HÉMOSTATIQUE A POINTE

Cet instrument n'est ni indispensable, ni bien spécial ; je note seulement, en terminant ce qui concerne l'instrumentation que je me sers toujours, outre les pinces hémostatiques ordinaires, d'une pince à pointe que j'ai toujours utilisée et qui m'a toujours paru très supérieure à la pince dite de Kocher. C'est une pince hémostatique ordinaire que M. Collin a depuis bien longtemps construite pour moi et qui est beaucoup plus pratique pour le glissement du fil à ligature que la pince de Kocher. Je pense qu'on ne l'a pas adoptée en général parce

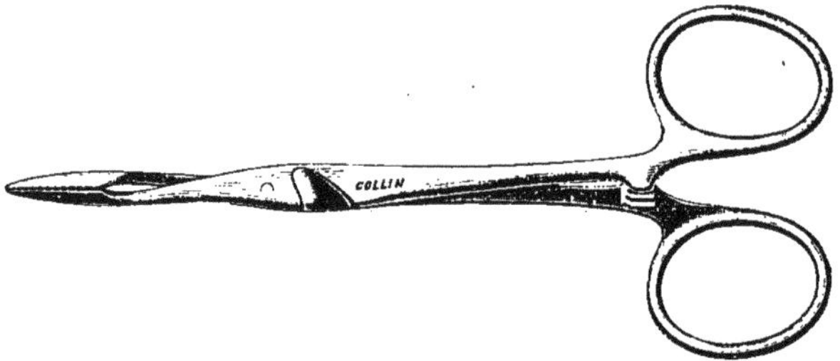

FIG. 20. — *Pince hémostatique de Collin avec pointe.*

qu'elle est française, car elle est infiniment plus pratique pour l'hémostase qui a toujours été pour moi l'objet de soins très scrupuleux.

La forme ovalaire de la pointe permet au fil un glissement facile que ne permet pas l'allongement de l'extrémité de la pince de Kocher. Je ne me sers jamais d'autre pince hémostatique pour les vaisseaux difficiles à saisir.

PRÉPARATION DES INSTRUMENTS

Tous ces instruments sont maintenus au cours d'une opération baignant dans une solution aqueuse et faible d'acide phénique (solution au 40ᵉ).

Toutefois, je ferai remarquer que je place dans la solution forte (au 20°) les aiguilles et les fils à suture.

J'insiste beaucoup sur cette manière de procéder et je tiens à dire que je n'ai jamais d'incidents ou d'accidents dus ni aux fils ni aux aiguilles. Je procède ainsi parce que je sais qu'il y a grande imprudence à agir autrement.

D'après les renseignements que j'ai pu avoir sur les résultats des chirurgiens qui prennent les précautions les plus minutieuses pour l'asepticité des fils (précautions que je ne prends pas autrement que je viens de le dire), les accidents causés par les fils et les aiguilles sont d'une fréquence extrême au point de compromettre beaucoup de résultats.

MATÉRIEL DE SUTURE

Il me paraît indispensable de rappeler ici quel est le matériel de suture que j'emploie, car il joue un rôle capital dans la méthode. On pourrait à la rigueur pour les fils superficiels remplacer les miens par tous ceux que l'on conseille en mainte autre circonstance. Mais le catgut tel que je l'emploie ne me paraît pas remplaçable, et je ne m'engagerais pas pour ma part dans une opération de ce genre sans avoir pris la précaution de me munir du nécessaire.

CATGUT

En effet les journaux scientifiques discutent à perte de vue sur les mérites de fils différents et de préparation compliquée pour faire des sutures perdues et tous, sans exceptions, se plaignent de ce que ces fils sont infidèles et sont éliminés souvent. Beaucoup les remplacent par des fils métalliques amovibles ou combinent des sutures d'une complication extrême.

J'affirme pour ma part que, pour une plaie neuve, c'est-à-dire sans suppuration antérieure, je n'ai jamais vu un fil être éliminé.

J'ai vu quelques désunions se faire par insuffisance d'un pansement secondaire, indocilité d'un malade qui avait découvert ou fouillé une plaie et l'avait fait envahir par la suppuration.

Je n'ai jamais vu un fil provoquer la suppuration profonde d'une plaie, puis son élimination.

Je crois que la corde de catgut contribue à la réparation ; et je suis si confiant en elle, que je multiplie sans hésiter les fils perdus et je les choisis si gros, que je n'ai jamais vu mes collègues en employer de pareils pour les sutures profondes.

Je ne crains même autrement leur contamination secondaire au cours de mon opération, car je me sers même des bouts qui ont été coupés dans la plaie après les avoir trempés à nouveau dans une solution phéniquée.

Or, je tiens à noter que *jamais* je n'ai utilisé pour stériliser ces catguts aucun des procédés recommandés comme souverains. Celui que j'emploie et que je recommande est d'une extrême simplicité et à la portée de n'importe quel infirmier consciencieux.

C'est le procédé primitif de Lister, auquel j'ai pourtant ajouté une stérilisation finale en trempant le catgut dans l'essence de térébenthine pure, immersion que je considère comme si efficace que l'ayant appliquée à des catguts stérilisés par le commerce dans des circonstances ou pour des opérations imprévues j'avais été obligé d'employer un catgut étranger, j'ai toujours trouvé la pureté suffisante et n'ai point observé d'élimination. J'ai même la conviction que si on se contentait de cette stérilisation par la térébenthine on aurait un catgut suffisant. Toutefois, comme mes preuves ne sont pas assez nombreuses, je ne voudrais pas affirmer qu'il en soit toujours ainsi.

J'applique donc le procédé suivant :

Je place les rouleaux de catgut (toujours de la grosseur

d'une chanterelle de violon) dans un vase qui contient le mélange suivant :

> Huile d'olive stérilisée 100
> Phénol absolu. 20
> Eau distillée. 2

Le mélange a été agité dans le vase (il est trouble). Au fond
du vase je mets quelques cailloux stérilisés, je verse l'huile,
j'introduis les rouleaux de catgut.

On les laisse de quatre à six mois, pour que leur souplesse
soit aussi satisfaisante que leur stérilisation.

Au début le catgut transparent devient trouble pendant que
le liquide s'éclaircit. Puis il restitue l'eau qu'il avait absorbée
qui se rend au fond du vase entre les cailloux.

Quand il est redevenu transparent, il est utilisable ; mais
il est toujours plus souple et plus résistant quand un temps
suffisant s'est écoulé depuis son immersion.

Au moment de m'en servir, c'est-à-dire quelques heures
avant l'opération, la veille si on veut, je place les rouleaux
dont je me servirai dans un flacon plein d'essence de térébenthine pure.

Il suffit qu'il y séjourne deux heures. Mais s'il y passe huit
jours, cela n'a aucun inconvénient.

Un quart d'heure avant l'opération, je le retire de la térébenthine pour le mettre dans un vase contenant une solution
froide et aqueuse d'acide phénique au vingtième. On tirera
ces rouleaux de la solution aqueuse avec une pince au moment
de l'usage et ils seront alors souples et de l'asepsie la plus
irréprochable.

Ce catgut, toujours du même calibre, me servira pour l'épiploon, pour les fils profonds, pour les fils de ligatures. Je ne
m'en sers pas pour les sutures superficielles.

Le nœud que je fais est toujours volumineux, car je fais
toujours trois nœuds pour éviter tout glissement après le

placement du fil. Ce nœud volumineux n'est jamais éliminé plus que le corps du fil lui-même.

Cependant la plupart de mes ligatures pour hémostase sont des ligatures médiates, parce que je donne toujours un soin particulier à l'hémostase.

Je ferai remarquer qu'on peut à l'avance préparer autant de catguts que l'on veut, car ils se conservent indéfiniment. J'ai des flacons qui en contiennent depuis plus de vingt ans et que j'ai employés sans jamais y trouver d'inconvénient.

CRINS DE FLORENCE

Pour les sutures superficielles j'emploie le crin de Florence que je fais plonger à l'avance dans une solution phéniquée au vingtième. Je l'employais toujours ainsi autrefois sans y trouver d'inconvénient, depuis qu'on fait passer les pièces de pansement à l'autoclave, j'ai fait, par acquit de conscience, subir la même opération au crin de Florence qui pourrait être suspect pour des raisons diverses.

FILS DE SOIE

Lorsque j'emploie de la soie, estimant que toutes les stérilisations par la chaleur se font aux dépens de sa solidité, j'ai l'habitude de la conserver dans une solution de sublimé au centième. Je ne m'en suis du reste jamais servi pour les sutures perdues. Mais je l'ai souvent employée pour remplacer les crins comme fils superficiels et je l'ai fait avec succès.

*
* *

A propos des instruments je ferai remarquer que pendant le plus grand nombre des années consacrées à mes opérations je ne les ai jamais stérilisés autrement que par l'immersion successive dans un bain d'eau phéniquée au vingtième, puis au moment de l'opération, dans un bain d'eau phéniquée au quarantième (1). Aujourd'hui, la plupart des instruments sont passés à l'étuve ou bouillis. J'y trouve plus de commodité mais les résultats ne diffèrent pas.

J'ajoute même qu'ayant conservé l'habitude d'avoir des bistouris et des aiguilles à manche de bois un bon nombre de mes instruments ne passent jamais à l'autoclave.

Toutefois ayant opéré beaucoup de sujets avec le matériel hospitalier à manches métalliques je déclare que je *n'ai jamais vu une différence quelconque dans les résultats.*

Je ne veux même pas parler du résultat définitif, mais du résultat apprécié par les moindres détails de la réparation pour lesquels je suis aussi sévère que pour la morbidité sérieuse.

---

(1) Le moyen le plus simple pour obtenir ce résultat est de placer les instruments à l'avance dans la solution au vingtième et au moment de l'opération de la dédoubler avec de l'eau bouillie chaude.

RÉSECTION DE L'ÉPIPLOON

L'ablation de l'épiploon est si bien une nécessité de *toutes les variétés*, de *toutes les formes* de hernie abdominale, que je veux établir les règles communes de sa pratique même avant d'entrer dans le détail de la technique des opérations de hernie en particulier.

Sans doute, pour chacune d'elles il y aura nécessité d'insister sur certaines conditions spéciales. Mais il y a des règles et des conditions communes à toutes les hernies accessibles à l'épiploon qu'il est impossible de méconnaître sans porter préjudice au patient.

Depuis bien longtemps nous avons enlevé l'épiploon au cours de toutes les laparotomies. La résection en a été faite suivant deux modes principaux. On place sur l'épiploon, au-dessus de la région à réséquer, une ligature simple, ce qui est un assez mauvais procédé, sujet aux glissements, ou bien l'on place des ligatures dites *en chaîne*, dénomination détestable puisque les anneaux de *cette chaîne* ne se tiennent pas.

La chaîne est représentée par une série de paires de fils qui se touchent mais qui ne se prennent pas l'une dans l'autre. Les fils sont croisés deux à deux.

Le fait de les croiser deux à deux les empêche de glisser comme le fil simple dont je parlais tout à l'heure.

Dans l'abdomen largement ouvert, cette pratique est généralement facile. On peut dire que les accidents, s'il en survient tiennent à une insuffisance notoire de l'opérateur comme j'en ai rencontré des exemples.

Pour l'épiploon qui va émerger du ventre à travers une région herniaire, les circonstances sont beaucoup plus difficiles et je ne suis pas surpris que bien des chirurgiens redoutent un peu cette manœuvre de la résection épiploïque.

Il n'est pas rare que l'épiploon qui se présente soit altéré. Il est aminci et friable, il est chargé de graisse, il a subi une dégénérescence d'aspect sarcomateux.

Il faut à tout prix arriver jusqu'au point où l'épiploon est sain, enlever tout ce qui sera exubérant souvent très près de l'intestin. Il peut donc y avoir de réelles difficultés pour agir ainsi dans un champ qui se rétrécit, que l'on hésite à agrandir immodérément et par lequel il faudra réduire les moignons après résection de l'épiploon lié.

Le champ opératoire peut être encombré par l'intestin qui gêne, ou par le sang coulant des parties excisées.

Aussi je conseille de toujours traiter l'épiploon aussitôt après l'ouverture du sac, aussitôt que l'on peut l'entraîner dans le champ opératoire et avant le traitement du sac et de l'infundibulum séreux.

Il faut alors toujours préparer devant soi cet épiploon, l'étaler autant que possible, bien voir ses connexions avec l'intestin. Il faut préparer la plus large résection possible de tout ce qui a été attiré dans la plaie, mais bien voir les limites où l'on devra s'arrêter pour éviter de gêner d'une façon quelconque le fonctionnement ultérieur de l'intestin.

Au cours de cette préparation on reconnaîtra aisément la consistance de l'épiploon, sa friabilité, sa vascularité, la possibilité ou la nécessité d'en enserrer très peu ou beaucoup à la fois, suivant sa consistance et les chances de tenue des fils que l'on emploiera.

Il ne faut pas oublier non plus que l'épiploon a souvent des adhérences et qu'avant toute résection il faut les avoir détachées et avoir paré à toutes chances d'écoulement sanguin du côté du point adhérent surtout et provisoirement au moins du côté épiploïque.

Lorsqu'on a constaté la consistance, l'épaisseur, l'étendue, et détaché les adhérences de l'épiploon, on sait dans quelles conditions les fils qui vont permettre sa résection seront placés.

Ordinairement le tablier est mince. Il peut être excisé en formant une série de moignons comprenant toute l'épaisseur de l'épiploon.

Dans des cas plus rares, l'épiploon étant très distendu par la graisse et très difficile à ramasser au bord de l'intestin, on peut avoir intérêt à le dédoubler et à ligaturer chacun des deux feuillets obtenus par le dédoublement comme lorsqu'on opère sur l'épiploon entier.

J'y reviendrai pour les cas particuliers, et j'admets que nous avons devant les yeux un tablier épiploïque moyen qui va nécessiter l'application de deux ou trois groupes de fils. Votre action devra toujours répondre aux trois nécessités suivantes :

1° Il faut par de bonnes ligatures des moignons être mis à l'abri des hémorragies secondaires très menaçantes ;

2° Il faut non seulement n'introduire dans la substance de l'épiploon aucun élément septique, mais employer des fils bien résorbables afin de ne déterminer aucune induration secondaire ;

3° Il faut enfin que le placement de vos ligatures sur l'organe réséqué n'entraîne aucun inconvénient relativement à la circulation intestinale.

Discutons immédiatement la deuxième condition.

J'emploie toujours du catgut préparé suivant ma formule qui n'est que celle de Lister très légèrement modifiée, pour que sa stérilisation n'ait aucune chance d'être défectueuse. Elle est exagérée si l'on peut dire dans le sens antiseptique par une immersion dans l'essence de térébenthine.

J'emploie un catgut très gros. Étant parfaitement certain de sa résorbabilité *qui ne m'a jamais manqué*, je n'ai aucune raison d'employer un fil fin.

Celui-ci est parfaitement souple parce qu'il a baigné dans une solution aqueuse d'acide phénique au quarantième.

Je rejette d'une façon absolue tout autre fil.

Les fils de soie les mieux stérilisés peuvent être éliminés (je n'ai pourtant jamais vu cette élimination avec les fils antiseptisés que j'avais préparés moi-même).

Je mets en garde surtout contre la pratique qui consiste à employer un fil stérilisé et à ne prendre aucune précaution pour le maintenir stérile par une action antiseptique tout le temps que dure l'opération.

Beaucoup d'épiploïtes n'ont point d'autre origine.

Il n'y a pas lieu d'en être surpris, car beaucoup de chirurgiens aseptiques reconnaissent qu'une courte exposition à l'air suffit à rendre leur fil septique.

Un fil fin métallique pourrait seul être utilisé sans grand inconvénient pour la septicité mais il a d'autres et multiples inconvénients.

Je maintiens donc l'emploi du catgut préparé suivant ma formule, qui ne m'a jamais donné un incident fâcheux.

Je ferai remarquer du reste que pour toute mon opération, tous les fils, sauf ceux de la réunion superficielle, seront toujours des catguts et des catguts de même gros volume, ce qui simplifie les détails de la technique.

Pour assurer la ligature épiploïque nécessaire à la résection, j'emploie ce que l'on a dénommé à tort *la ligature en chaîne*, qui a du reste été pratiquée depuis longtemps en chirurgie abdominale.

Dans cette ligature, la chaîne n'existe pas, à proprement parler.

On appelle ainsi une série de groupes de deux fils formant chacun un petit moignon isolé distinct du voisin et se touchant, mais n'ayant rien de commun.

Pour les former, l'artifice consistera à passer les séries de deux fils que l'on enchevêtre l'un dans l'autre, comme dans la figure 26, page 75.

Or le moyen le plus simple consiste à passer avec une aiguille un fil double dont *on ne coupe pas le pli* des deux fils une fois qu'il est passé.

On passera donc autant de fils doubles dans l'épiploon qu'on veut de paires de fils les unes à côté des autres.

Ceci est bien facile à exécuter avec une aiguille de Reverdin mousse, du modèle que j'ai imaginé depuis tant d'années.

La seule difficulté pour comprendre le détail de l'opération

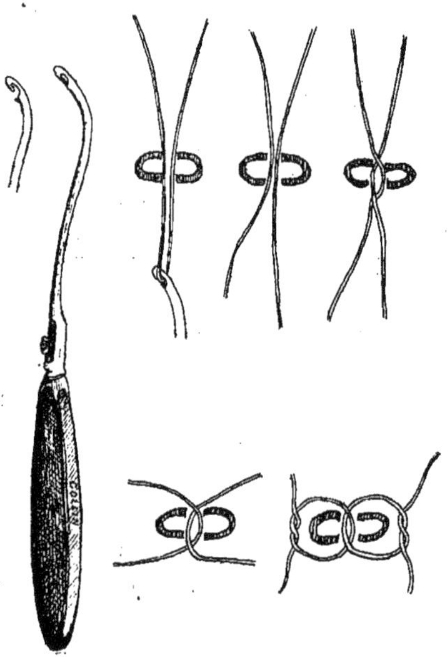

Fig. 21. — *Aiguille mousse pour passer les catguts dans l'épiploon ou les pédicules. Temps du passage et du croisement des fils. 1 fil entraîné par l'aiguille 2 fils coupés 3 fils croisés. 4 fils croisés sur lequel on tire pour s'assurer du croisement. 5 fils croisés qui seront serrés séparément. Le premier nœud est fait. Trois nœuds seront faits pour chaque fil. Cette figure montre le cas d'un petit pédicule épiploïque avec un seul groupe de deux fils.*

telle que je la pratique, c'est de saisir la manière dont les fils seront repassés et associés entre eux.

Or voici cette manière de faire au cours de laquelle on peut s'embrouiller dans les fils :

Si le pédicule épiploïque à former est très étroit, deux fils serviront ; on passe alors un fil double avec l'aiguille mousse.

On coupe le pli du fil. Cela fait deux fils et on les lie séparément chacun de leur côté.

De façon à faire comprendre cette manière de passer les fils j'ai fait dessiner une série de schémas.

Celui de la figure 21 représente la manière d'enserrer dans un nœud double un pédicule simple étroit qui tiendra entre deux fils croisés.

Un fil mis en double est préparé. On transfixe le pédicule de l'épiploon au niveau du pédicule à former avec l'aiguille mousse ;

On accroche le fil double et on l'attire ;

On le coupe, ce qui forme les deux fils ;

On croise les fils ;

On les place perpendiculairement aux parties à enserrer ;

On lie chacun des fils de leur côté ;

On peut constater sur le schéma qu'ils sont alors croisés, c'est-à-dire unis ensemble de façon à ne pas glisser. Chacun d'eux sera lié séparément.

Lorsque plusieurs groupes de fils doivent être placés, le passage de ces fils est un peu plus compliqué.

De façon à faire comprendre la manière de les passer, supposons pour deux paires de fils la figure 22, la tranche de l'épiploon.

On commence par passer l'aiguille à travers l'épiploon et on ramène un fil. Cela va donner la première paire.

Une fois que ce fil aura été coupé, cette paire sera constituée par les fils AA' (fig. 22).

On placera l'autre paire de fils à la même hauteur de l'autre côté de l'épiploon comme dans la figure 23 à la même distance du bord opposé de l'épiploon que la première. Cela laisse entre les deux fils doubles un espace un peu plus large

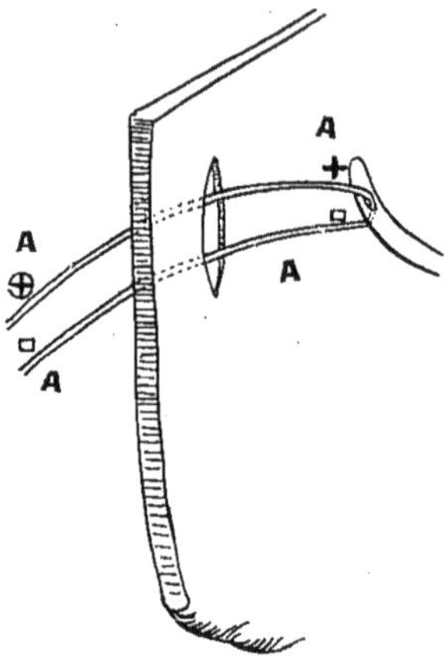

Fig. 22. — *Fil double passé avec l'aiguille mousse. Chacun des deux chefs destinés à être croisés et à étreindre une partie séparée de d'épiploon est marqué d'un A et d'une croix. Schéma pour deux groupes.*

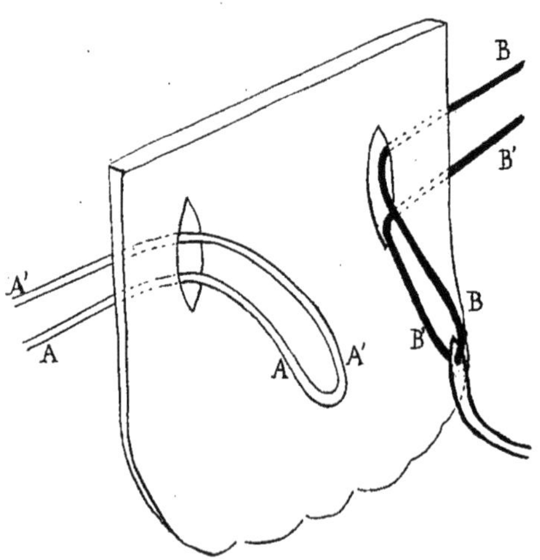

Fig. 23. — *Les deux fils doubles AA' et BB' ont été passés pour former les deux paires qui vont enserrer l'épiploon.*

que celui qui existe entre le bord de l'épiploon et les deux
paires de fils. C'est dans cet espace que deux des chefs des premiers fils vont être ramenés de façon à constituer les nœuds
(fig. 24). Chacun des chefs que l'on ramène appartient A B
aux paires différentes et ceux-ci ne devront pas être croisés
entre eux. De façon à montrer que ces deux fils doivent être
distincts, sur les figures l'un est en noir et l'autre en blanc.
On pourra donc suivre dans les figures ces fils et montrer
comment les deux chefs blancs s'associent, comment les paires
de couleur différentes restent distinctes.

Il y aurait sans doute d'autres manières de les passer pour
obtenir ce résultat. Toutefois, cette manière de faire est la
plus simple pour que chacun des groupes de deux fils soit bien
assujetti et pour qu'entre chaque paire il ne subsiste aucune

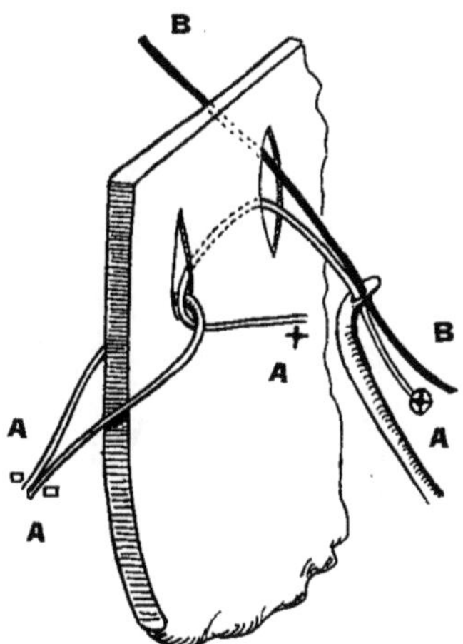

FIG. 24. — *Montre comment un fil étant passé on lui associera le suivant. En effet. L'aiguille mousse qui a été passée dans la substance de
l'épiploon a ramené avec le fil blanc A le fil noir B qui représente un
des chefs du second fil double qui avait été passé à côté.*

trace d'épiploon non enserré comme le démontre la figure 25.
Donc, lorsque les deux fils doubles de la figure 23 sont bien

en place, on plonge exactement entre les deux l'aiguille mousse et on charge derrière l'épiploon sur elle un chef de chacune des paires, un chef blanc et un chef noir A B et on les ramène en avant comme le montre la figure 24.

On retire alors l'aiguille et on associe le fil blanc avec un chef de gauche, le fil noir avec son congénère de droite et on obtient les deux paires distinctes que montre la figure 25.

Ces deux fils devront rester indépendants l'un de l'autre. Mais il est nécessaire qu'ils aient passé par le même trou.

On se rend du reste très bien compte de leurs places respectives en examinant le schéma 25 qui suppose la formation de deux pédicules par deux groupes de fils.

Le fil A a donné le nœud entrecroisé des fils AA A'A' et à côté l'autre nœud des fils entrecroisés BB B'B'

Ces schémas représentent la coupe de l'épiploon quand on doit avoir deux pédicules épiploïques formés.

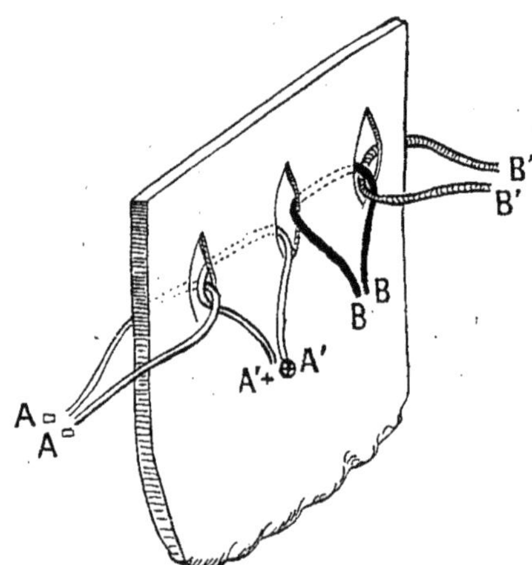

Fig. 25. — *Deux paires de fil ont été passés elles sont disposées de façon à former deux pédicules séparés.*

Le schéma 26 montre le cas très commun de trois pédicules formés. Ici les trois paires de fils bien distinctes ne sont

pas encore serrées. Quoique chacune de ces paires dérive, du
même fil double, on les a représentées de deux couleurs différentes pour bien montrer que ce sont deux fils distincts, que
chacun d'eux formera bien un nœud distinct qui devra être
serré séparément du voisin.

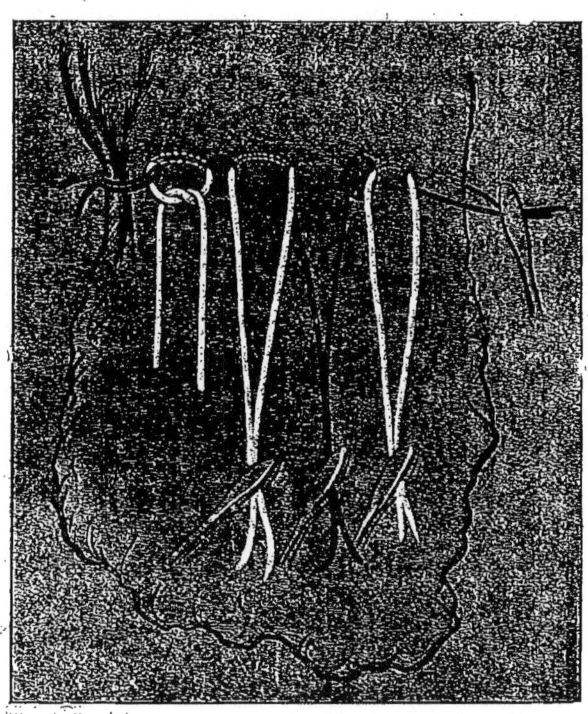

Fig. 26. — *Ce schéma du passage de trois fils doubles dans l'épiploon
montre comment les paires sont constituées. Chacun des groupes montrent comment il y a bien six chefs associés qui ont été formés avec
trois fils doubles. De façon à le faire voir on a mis en blanc et noir
chacune des parties d'un même fil. Cela montre comment le même fil
double a pu donner deux nœuds bien distincts quoique entrecroisés.*

Le schéma 27 est celui des nœuds, une fois l'épiploon réséqué et les pédicules pour les trois paires bien formées.

A la partie supérieure du dessin l'épiploon se continue avec le tablier et se réfléchit sur l'intestin. En bas l'épiploon a été réséqué :

On voit les nœuds serrés bien associés par paires.

Les paires sont tout à fait distinctes les unes des autres. On peut remarquer qu'entre elles il n'y a que vide. Aucune partie intermédiaire d'épiploon n'est entre elles. Tout est donc bien enserré. Mais l'ensemble de l'épiploon enserré offre une surface allongée, pas trop ramassée, et entre les nœuds il y a, peut-on dire, un jeu suffisant pour permettre des mouvements de déplacement des parties.

Après avoir vu ces figures tout à fait schématiques, que l'on regarde les figures demi-schématiques qui montrent les choses en place. La figure 28 montre, entre les pinces qui retiennent la paroi abdominale largement fendue, l'épiploon saillant au dehors et au-dessus du cordon. Cette figure est encore demi-schématique car, de façon à ne pas l'encombrer et à bien montrer au lecteur comment on passe l'aiguille, je n'ai pas

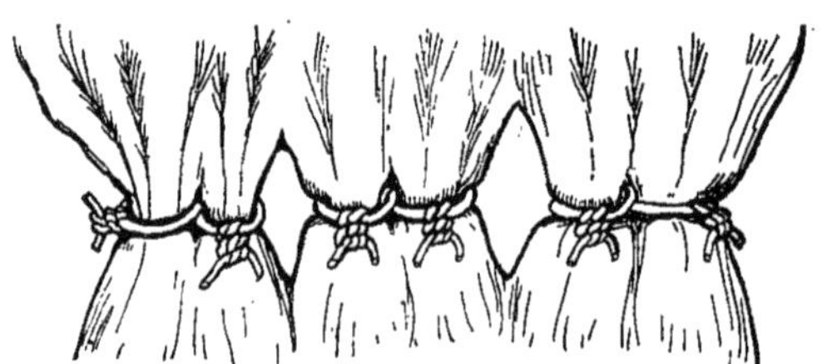

Fig. 27. — *Pédicule épiploïque enserré par trois nœuds. Au-dessus de la figure, l'épiploon continue. En bas il est réséqué. Chacun des fils est croisé avec son congénère et serré par trois nœuds.*

fait figurer les parois du sac qui devraient être là retenues entre d'autres pinces.

Cet épiploon représente une masse qui demandera deux groupes de fils. Le premier fil double destiné à former le premier groupe est passé. Le second fil double sera passé au-dessus du premier de la même façon et à égale distance du bord supérieur de l'épiploon à réséquer.

La figure 29 représente les parties une fois le second fil passé, les nœuds formés. Toute la partie exubérante, saillante

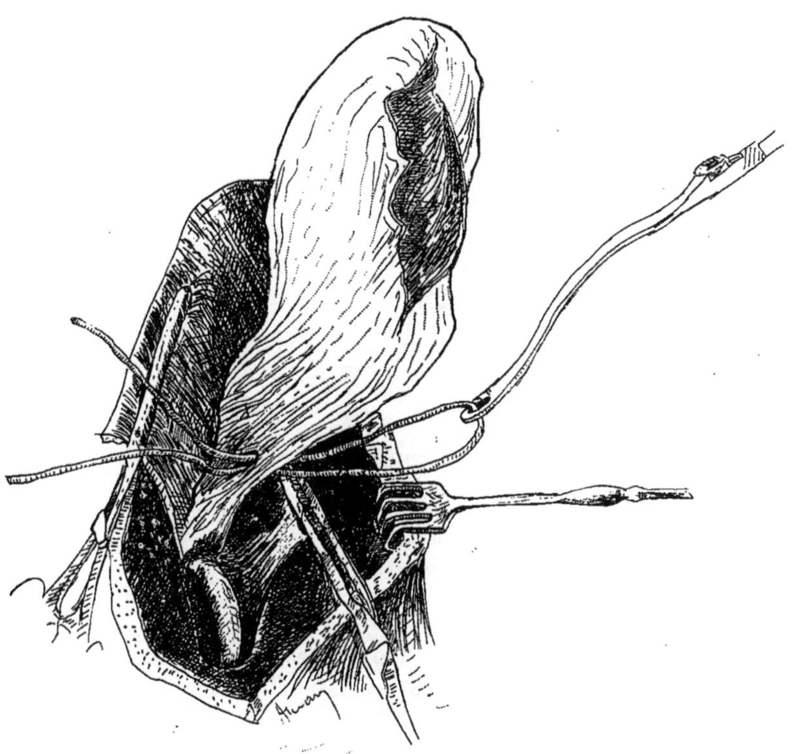

Fᴵɢ. 28. — *L'épiploon est saillant hors du sac et le premier fil double qui formera le premier double nœud est passé.*

au delà des nœuds, sera coupée comme nous le voyons dans la figure 27 plus exacte que celle-ci pour indiquer le mode de constriction et la formation des nœuds.

Après avoir montré ces figures, les avoir examinées, je résume la manière de faire. Il semble bien qu'elle devienne très facile à comprendre.

Pour une seule paire on passe un fil double, on coupe le pli du fil et on croise les deux fils. Puis on lie les deux fils séparément et le moignon est formé.

Mais si on place deux groupes de fils on commence par pas-

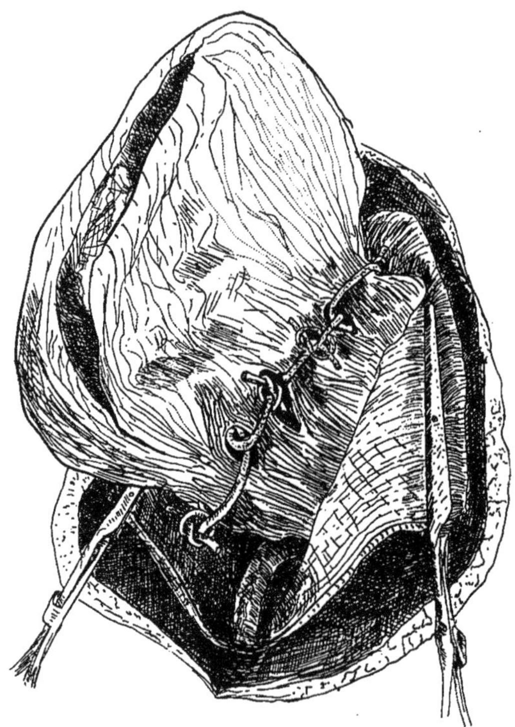

Fig. 29. — *L'épiploon représenté de la fig. 28 est enserré dans les deux groupes de fils qui ont été serrés avant que cet épiploon saillant soit réséqué.*

ser deux fils doubles à égale distance des bords de l'épiploon (fig. 23).

Pour passer les chefs des fils du côté où ils seront liés on emploie l'artifice suivant :

Sans avoir coupé le pli du fil double, on pousse une aiguille mousse à égale distance entre les deux fils placés (l'aiguille est poussée du côté où sont les deux plis, vers le côté où sont les chefs libres des fils) (fig. 24).

On charge alors sur l'aiguille mousse un chef de chacune des deux paires, et on les amène vers l'autre côté de l'épiploon.

On fait alors attention que les fils soient bien distincts, non pris l'un dans l'autre, et on croise chacun seulement avec le congénère de la paire à laquelle il appartient.

Si on a ainsi lié en les joignant ensemble les deux groupes de fils, on a les deux moignons séparés comme dans la figure 25.

Pour deux paires de fils, il est facile de ne pas s'embrouiller. Pour plusieurs paires cela devient plus compliqué.

Pour ma part, je suis très généreux de ces paires, tenant à ne jamais faire de gros moignons pour les raisons que je dirai plus loin et j'ai souvent mis un nombre considérable de ces paires, quatre, cinq, six, sept donnant en somme huit, dix, douze, quatorze fils. J'ai eu dans un cas extraordinaire à placer jusqu'à 21 paires, soit 42 fils.

Pour éviter de les confondre l'artifice est simple. Aussitôt que j'ai passé un fil double, je place sur lui du côté du pli (sans couper ce pli) deux pinces hémostatiques.

J'en place une sur chacun des chefs qui sont au bout de l'épiploon, c'est-à-dire qu'aussitôt tous mes fils passés, je place ces deux pinces du bout à la fois sur le chef resté seul et sur le chef du pli non coupé auquel il appartient.

Quand, entre chacune des paires placées, j'ai ramené du côté de l'épiploon où se feront les ligatures chaque groupe de fils opposés, je les associe aussitôt par une pince avec celui qui leur appartient dans le fil double.

Je prie le lecteur de regarder très attentivement les figures. Elles remédieront à ce que la description peut avoir d'incomplet.

Ce petit détail opératoire ne présente aucune difficulté

d'exécution, et chacun de mes élèves l'a rapidement compris.

Je conseille de l'adopter avec soin, car s'il est capital pour le traitement de l'épiploon, il est encore utile en bien d'autres circonstances, même au cours de la cure radicale pour placer des fils associés.

Quel que soit le nombre des groupes que l'on a formés, c'est-à-dire de groupes de deux fils, quand on a mis en place toutes les pinces pour retenir et bien fixer ensemble tous ceux qui doivent être liés ensemble, on doit avoir placé par chaque groupe de deux fils deux pinces hémostatiques et il est prudent de bien voir :

1º Si les fils qui doivent être serrés sont bien les deux chefs du même fil ;

2º Si ces fils sont bien associés deux à deux ;

3º Si un groupe n'est pas confondu avec le voisin, de façon à faire cette fois une chaîne inutile.

Cette vérification faite, il faut serrer les fils.

Ce temps est important. On serre très attentivement chaque fil des groupes de deux.

Chaque fil doit être serré non deux fois, comme on le fait généralement, mais trois fois. Il y a vingt-cinq ans que j'ai attiré l'attention sur cette nécessité de serrer trois fois tous les nœuds de catgut. Sous l'influence du ramollissement que produit l'imprégnation par les liquides de l'économie, un nœud double peut se desserrer. Cela n'arrive jamais pour le nœud triple.

La même manœuvre sera renouvelée autant de fois qu'il y a de paires de fils de catgut.

Lorsque toutes les paires auront été liées, on s'assurera bien que les fils sont bien placés et qu'aucun relâchement dangereux ne s'est produit.

On résèque l'épiploon.

On ne résèque pas trop près des ligatures parce qu'on s'exposerait à des glissements fâcheux.

On examine de près la coupe de l'épiploon. On la touche

tout du long avec une éponge mouillée de *solution phéniquée forte et chaude*, qui a le double avantage d'assurer l'antisepsie de la région que l'on a beaucoup malaxée, et de vous montrer les points qui saignent, rouges au milieu de la coloration grise.

Alors seulement on coupera les catguts pas trop près du nœud.

Il n'y a aucune utilité à raser le nœud, ce qui exposerait au glissement et le catgut devant être résorbé, peu importe qu'il y en ait un bout très long plutôt qu'un bout très court.

Ces précautions minutieuses sont indispensables.

Il ne faut pas qu'il y ait de chances d'hémorragies.

Il ne faut pas qu'il y ait de masses qui exposeront à des adhérences fâcheuses ou seulement à des compressions intestinales.

Il ne faut pas qu'il y ait le moindre phénomène inflammatoire amenant ces épiploïtes si fréquentes dans la pratique de bien des chirurgiens, qui pourtant négligent l'épiploon tant qu'ils peuvent le faire.

Il faut que l'épiploon lié rentre facilement dans l'abdomen sans effort, sans traumatisme qui ne serait pas sans inconvénient. C'est une œuvre très délicate sur laquelle j'attire toute votre attention.

Il faut donc, en règle générale, après avoir bien étalé l'épiploon devant soi entre deux pinces, bien calculer le nombre des paires à mettre, l'éloignement de l'intestin à leur donner pour ne pas serrer celui-ci.

Il y a avantage à mettre plutôt trop que moins de fils. L'inconvénient d'avoir beaucoup de fils et de petits moignons consiste seulement dans la perte de temps.

Des moignons trop gros comprimeront, serreront l'intestin et rentreront mal dans la voie ouverte.

Même pour un épiploon normal et qui n'a d'autre caractère que son exubérance, la chose est délicate. Mais l'épiploon est un organe essentiellement polymorphe et présente des altérations pathologiques peu ou point décrites.

S'il est très ramassé, on n'y pourra faire de bonnes ligatures qu'en le dédoublant.

La masse à enlever peut être énorme. L'épiploon est un organe extrêmement léger. Or j'en ai enlevé depuis quelques grammes jusqu'à plus d'un kilogramme, soit des masses aussi grosses que la tête d'un adulte.

L'ingéniosité du chirurgien aura donc des occasions de s'exercer sur le thème que je viens de lui donner.

Comme je le dis plus haut, l'épiploon est d'une variabilité extraordinaire. Il varie avec l'âge. Très court, insignifiant avant l'âge adulte, je l'ai vu pourtant énorme de développement chez l'enfant dans des cas rares.

Il y a bien les épiploons cancéreux et tuberculeux que nous laisserons de côté, quoique j'aie eu l'occasion de les enlever avec succès dans des cas très exceptionnels.

Mais plus simplement et plus communément dans les hernies on trouve des épiploons qui ont subi les altérations les plus variées.

La surcharge graisseuse peut prendre une forme extraordinaire et constituer de véritables tumeurs dans la région herniaire.

On trouve de vériables altérations pseudo-sarcomateuses de l'épiploon qui a eu coutume d'habiter une hernie.

Dans certains cas cette altération, qui rend l'épiploon méconnaissable, se prolonge notablement au-dessus du sac herniaire et pour rejoindre l'épiploon sain, il faut en attirer une masse énorme au dehors.

Réservant pour un chapitre spécial ces faits exceptionnels, j'insiste sur ce que la résection de l'épiploon doit être faite toujours en terrain sain. Si à l'examen des moignons épiploïques on reconnaît qu'on n'a pas atteint ce terrain sain, ou que les moignons formés exercent quelques tiraillements sur l'intestin, il ne faut pas hésiter à reprendre la résection au-dessus du point au niveau duquel on avait agi.

L'examen du moignon permet de reconnaître si de très gros vaisseaux l'occupent.

Si quelque point est suspect de saigner, on ajoutera quelques ligatures directes.

S'il y a quelque vaisseau énorme, je passe même au-dessus du point lié à travers le moignon une ligature enserrant le vaisseau, puis je réduis et, comme il ne serait pas impossible que le moignon qui ne saignait pas parce qu'il était serré au passage de la paroi abdominale, se mît à saigner une fois rentré dans l'abdomen, j'introduis dans celui-ci, dans la direction du moignon, une éponge qui me permet de m'assurer s'il saigne. En ce cas je plonge le doigt et je le ramène au dehors.

J'ai pu ainsi refaire des moignons très difficiles sur lesquels un fil avait glissé et qui auraient donné à coup sûr des hémorragies.

Au cours de toutes ces manœuvres j'imprègne la surface du moignon, comme celle de tout l'épiploon accessible, de solution phéniquée forte, et j'attribue à cette précaution, qui ne m'a jamais donné aucun phénomène d'irritation, l'absence constante de toute complication épiploïque, car après avoir réséqué des centaines et des centaines d'épiploon dans les conditions les plus variées, je n'en ai jamais vu.

Mais je prends pour l'hémorragie, pour l'antisepsie et pour l'hémostase des soins que je n'ai jamais vu prendre à personne. Je dirai à propos de cas exceptionnels comment j'ai été jusqu'à l'application du thermocautère.

Quand on s'est assuré que la région où l'épiploon a été réduite est bien sèche, que l'épiploon a remonté franchement sans tiraillement, que les moignons ont absolument quitté le voisinage de la région herniaire, l'action sur l'épiploon est terminée et on passera aux autres temps de l'opération, au traitement de la séreuse et de la paroi.

Il est bien certain que si on pouvait enlever tout organe hernié, les chances de guérison d'une hernie prendraient une importance plus grande. Mais les organes herniés sont les intestins ou des viscères indispensables à la vie ou utiles pour la nutrition et que l'on a le devoir de conserver.

Toutefois il y a des circonstances dans lesquelles on enlève d'autres organes que l'épiploon.

Ce sont d'abord des franges graisseuses du gros intestin. Il y en a quelquefois d'énorme volume.

Dans quelques cas très rares on peut enlever l'appendice sain ou malade.

Enfin et surtout ce sont les glandes génitales qui ont été enlevées.

Chez la femme les ovaires et les trompes sont enlevées assez rarement. J'en ai pourtant quelques cas intéressants.

Chez l'homme, l'ablation du testicule retenu dans l'abdomen ou mal descendu dans les bourses s'ajoute à la cure radicale dans des conditions qui méritent une attention particulière.

Il peut arriver en effet que cette ablation du testicule soit un élément de perfectionnement pour la solidité de l'opération de la région opérée. Il peut arriver que l'opération ne soit possible ou utile qu'avec ce complément. Il peut arriver que l'ablation d'autres parties s'impose comme une nécessité ainsi que je l'ai montré pour les cas dans lesquels j'ai enlevé le cordon.

Mais ce sont là des cas spéciaux qui auront leur description particulière tandis qu'en elle-même l'ablation de l'épiploon est pour moi un élément commun pour *toutes* les opérations au cours desquelles on rencontre ou on peut rencontrer l'épiploon, c'est-à-dire dans toutes les hernies abdominales.

VII

THÉORIE DE QUELQUES-UNS DES PROCÉDÉS
ACTUELS D'OPÉRATION
POUR LA HERNIE INGUINALE

C'est sur la hernie inguinale que s'est porté tout l'effort de
l'imagination des inventeurs d'opérations de cure radicale de
hernie.

Antérieurement à notre époque toute moderne, on trouve
bien quelques inventions visant la hernie ombilicale, mais
rien ou à peu près pour la hernie crurale.

Cependant, probablement parce que ces cures radicales de
hernie inguinale sont sans importance et sans effet, elles
sont en nombre si considérable que leur seule énumération
serait fastidieuse et du reste sans utilité. J'ai expliqué que ces
opérations, qui ne visaient qu'une des conditions d'évolution
de la hernie, étaient fatalement et théoriquement impuissan-
tes malgré quelques rares résultats définitifs.

Nous pouvons dire que la chirurgie moderne pour cette
raison n'a eu aucun profit à tirer de ces tentatives. Pour bien
faire, il nous a fallu oublier ce qui avait été fait avant nous.

Nous pouvons même dire que bien des inventeurs n'ont
pas assez oublié ce passé, car beaucoup des modernes sont
retombés dans la même faute que les anciens. Ils n'ont visé
qu'une des conditions de production et de récidive de la hernie. Même pour quelques-uns, qui ont trouvé des opérations
qui comptent parmi les plus estimables, qui ont fait une opé-

ration plus complexe, toutes les conditions de destruction de la hernie ne sont pas remplies. Il me suffirait de rappeler que des auteurs qui ont la pensée sérieuse de réparer complètement la paroi *ont négligé systématiquement l'épiploon.*

Pour certains, l'action est à peu près *exclusivement* dirigée sur le sac séreux.

Kocher dissèque le sac et le fait passer par un orifice qu'il ouvre vers la partie supérieure de la paroi antérieure du canal inguinal. Il introduit le sac à travers cet orifice pour l'y fixer. En dessous et sur le canal inguinal pas de réparation spéciale. Maceven se sert du sac comme d'un bouchon. Après l'avoir disséqué, il le fixe à la partie la plus élevée possible sous la paroi abdominale et le replie sur lui-même, de façon à en faire un tampon qui ne se dépliera pas. Au-dessous il rapproche exactement les parois disséquées.

Cette réparation est à coup sûr plus parfaite que la précédente.

Théoriquement on peut faire à ces deux opérations un même reproche. La conservation et la fixation en ces points des débris du sac ont l'inconvénient de laisser constituer un infundibulum séreux. L'effort viscéral sur cet infundibulum séreux peut être un agent puissant de récidive.

Aucun acte réparateur bien combiné n'étant exécuté sur la partie inférieure, sur le canal, il subsiste là un point faible où le tissu cellulo-graisseux de la région peut être refoulé et où la récidive peut se produire.

D'autres auteurs, et ils sont nombreux, ne dissèquent même pas le sac aussi haut. La partie exubérante du sac est seule disséquée et réséquée. Des sutures variées sont faites sur l'anneau inguinal externe ou tout au plus au niveau de la partie inférieure du canal inguinal. Telle est l'opération de Czerny où la suture des piliers joue le rôle capital.

Ici la persistance d'un infundibulum séreux supérieur est bien plus marquée encore. Même, après beaucoup de ces opérations, en examinant attentivement on peut constater que le

canal inguinal reste rempli par un prolongement séreux qui
se distend plus ou moins et qui est une véritable pointe de
hernie, une véritable amorce qui a remplacé la hernie ancienne plus volumineuse et plus saillante.

Théoriquement, ces opérations sont toutes défectueuses.
Pratiquement, leurs auteurs affirment naturellement qu'elles
sont excellentes. Je ne puis rien en dire par l'expérience
même de ces opérations. Mais je puis affirmer une chose,
c'est que toutes les fois que mes opérations à moi, par suite
d'une circonstance quelconque, ont présenté les défauts que
je signale dans celles-ci, elles ne m'ont pas donné satisfaction.

Quant à en faire un essai dans ma pratique je n'ai eu
aucune raison pour y procéder. Mon opération au point de
vue théorique est beaucoup plus complète que toutes celles
auxquelles je fais allusion. Elle est plus ancienne que la plupart de celles que l'on étudie. Elle avait pour moi et pour
mes élèves fait toutes ses preuves à une époque à laquelle
beaucoup d'autres n'étaient pas enfantées. Je n'ai donc eu
aucune raison de faire l'essai des modes opératoires incom-
plets.

Une seule opération se présente avec une théorie satisfaisante, c'est celle de Bassini et je la nomme seule parce que
plusieurs portent aujourd'hui le nom d'autres auteurs qui ne
sont que l'opération de Bassini *démarquée* par une modifi-
cation insignifiante.

Bassini exécute bien une dissection du sac. Mais il veut
en plus *réparer* la paroi et lui rendre sa régularité et sa puissance normale. Après avoir fendu la paroi antérieure du canal
inguinal et disséqué le sac, il soulève le cordon, le déplace et
cherche à reconstituer la paroi postérieure du canal inguinal.
Il rapproche par la suture le tendon conjoint des faisceaux
externes et reconstitue un plan inguinal postérieur. Puis, il
remet le cordon en place et réunit les deux lèvres de la paroi
antérieure fendue. Le cordon occupe donc sa place normale.

Cette opération a été modifiée de deux façons :

Des auteurs ont changé la place du cordon. Les uns l'ont fait passer directement en avant de toute la paroi par un orifice direct qui remplace le canal oblique normal et se trouve au voisinage de l'anneau inguinal supérieur. D'autres conservent le cordon dans l'abdomen jusque immédiatement au-dessus de la paroi du bassin où ils le font sortir par un orifice direct.

Au point de vue théorique, ces deux opérations ne valent pas celle de Bassini, parce que l'effort des viscères devient direct au point de sortie du cordon et par conséquent plus dangereux.

Delagénière qui a proposé de faire passer ce cordon *à travers l'os pubien* lui-même a donné une opération qui théoriquement serait mieux conçue, mais qui me semble fort peu applicable dans la pratique.

L'opération de Bassini est certainement, au point de vue théorique, très supérieure à celles que j'ai rappelées plus haut. Elle comporte cependant des objections que je considère comme très sérieuses.

Lorsque la réparation a été faite, tout l'effort viscéral est supporté par deux cicatrices, *deux réunions linéaires superposées*. Or, dans toutes les réparations de parois viscérales, nous savons qu'on n'obtient une bonne résistance que si au lieu d'accoler des *bords on accole des surfaces* ; on doit aussi éviter de faire qu'une cicatrice supporte *directement* un effort.

Si donc il est possible d'opposer à cet effort viscéral une barrière formée non plus par une cicatrice, mais par *les plans normaux* d'une paroi accolés par leurs surfaces, la barrière sera infiniment plus puissante.

Or c'est ce que j'ai fait dans ma méthode de cure radicale imaginée avant celle de Bassini.

Théoriquement elle doit me donner une résistance de surface qui n'existe pas dans celle de Bassini.

Pratiquement elle me donne une barrière infiniment plus

puissante, dont il est facile de constater l'existence immédiatement après mes opérations.

Enfin, comme mon opération est ancienne, j'ai une expérience ancienne qui m'a appris toutes ses conditions de solidité.

J'ajoute qu'elle est plus simple d'exécution. Je dirais volontiers qu'elle est plus robuste, plus grossière même. Je veux dire que les conditions de son application sont plus simples et plus régulières.

Théoriquement, on pourrait admettre que j'aurais avantage à compléter mon opération par celle de Bassini, c'est-à-dire à faire sur la paroi postérieure ce que Bassini fait sur cette paroi, tout en conservant ma méthode pour la paroi antérieure. Mais je dirai plus loin pourquoi cette addition ne peut être réalisée et pourquoi après l'avoir essayée je suis revenu purement et simplement à mon opération inguinale.

Un autre reproche théorique peut être fait à l'opération de Bassini et un certain nombre d'observations que j'ai faites sur des opérés par d'autres chirurgiens me paraissent justifier cette critique. Le cordon se trouve pris entre deux cicatrices. Théoriquement cette intercalation n'a pas d'inconvénient, puisqu'il semble que l'on rétablisse le trajet normal inguinal. Mais, pratiquement, cela en a un très sérieux. Même normales ces deux cicatrices rétractiles doivent comprimer le cordon, le canal déférent et surtout nuire à la circulation testiculaire.

Mais en plus ces deux cicatrices sont loin d'être aussi inoffensives qu'elles en ont l'air à première vue, pour deux raisons différentes :

La première, c'est que peu à peu, pour tâcher de compenser ce que la méthode a de défectueux, les opérateurs sont amenés à accoler des surfaces en arrière et en avant du cordon, de façon à grossir les cicatrices. Bien des auteurs ont même ajouté systématiquement à l'opération de Bassini le croisement des parois antérieures, qui fait le fond de ma méthode. Cela constitue des parois de défense un peu meilleures, mais tout à fait compromettantes pour la circulation du testicule et pour la vie du canal déférent.

Si, comme il arrive souvent avec la chirurgie aseptique, une certaine part de suppuration se produit, les cicatrices deviennent tout à fait mauvaises pour les tissus qu'elles enserrent et elles seront tout à fait rétractiles. La vie testiculaire en est de plus en plus menacée.

Cette prévision théorique me paraît tout à fait justifiée par l'étude des cas. J'ai eu l'occasion d'observer des sujets qui avaient subi l'opération de Bassini, qui avaient même des récidives et pourtant chez lesquels l'état misérable du testicule paraissait se rapporter aux suites de l'opération.

J'ai cru, lors de l'observation des premiers cas, qu'il s'agissait de sujets qui, malgré leurs assertions, avaient des testicules défectueux antérieurement à l'opération. Mais cette observation s'est renouvelée et elle a été complétée par l'observation de sujets qui n'avaient jamais eu une douleur herniaire avant l'opération et en éprouvaient d'assez vives depuis que l'opération avait été faite.

Je crois que cet inconvénient est absolument évité par mon opération qui refoule en arrière le cordon vers une région normale et élastique. J'explique ainsi que malgré la constriction que je n'ai jamais hésité à faire sérieuse par traction sur les lambeaux antérieurs du canal, je n'ai jamais observé de ces phénomènes de douleurs secondaires, ni d'atrophies testiculaires consécutives à l'opération de la cure radicale.

J'ajoute que les opérateurs qui croiraient se soustraire à cette critique en extériorisant le cordon, en le faisant passer en avant de la paroi abdominale auraient l'inconvénient d'exposer aux chocs, aux traumatismes de toutes sortes un organe qui a une certaine sensibilité, une circulation assez complexe et dont la place est bien plus indiquée dans la profondeur des tissus, sous la protection d'une paroi puissante comme celle que je constitue.

Le Dr Sabino Lembo de Naples qui a fait de remarquables travaux sur la cure radicale de la hernie, qui a dirigé ses recherches sur les muscles de la paroi abdominale, a bien établi que l'opération de Bassini expose à des compressions fâcheuses du cordon amenant des atrophies testiculaires. Il a eu de nombreuses occasions d'examiner des sujets opérés exactement suivant la méthode de Bassini et il a constaté les atrophies testiculaires. Il a. bien voulu me communiquer ses recherches sur ce sujet qui dans leurs détails tout à fait intéressants sont bien confirmatives des miennes.

Je pourrais terminer cette critique rapide par une considération très topique. L'opération élégante de Bassini s'est montrée si insuffisante que peu à peu tous les auteurs l'ont plus ou moins modifiée. Je ne parle pas de ceux qui ont changé le cordon de place et ont donné leur nom à une opération peu modifiée. Mais on a ramassé la paroi antérieure, on a formé une cicatrice épaisse au-devant du cordon, et si je ne me trompe, Bassini lui-même a donné à l'épaississement de la paroi antérieure une importance qu'il n'avait pas autrefois reconnue nécessaire.

Beaucoup enfin ont abandonné tout à fait la méthode de Bassini pour revenir à une défense pariétale plus effective.

A une époque relativement récente on a introduit dans les opérations, destinées à rendre la paroi abdominale forte et puissante, un nouveau facteur de résistance, un nouvel élément, en plaçant des corps étrangers dans la masse de la paroi.

Pour augmenter la puissance de parois atrophiées ou amincies on a placé dans leur intérieur de l'os décalcifié.

Les opérations de ce genre m'ont toujours paru assez médiocres pour que je n'aie eu aucun désir de les tenter.

Plus récemment, on a introduit des fils métalliques dans la paroi et des chirurgiens éminents accusent des résultats utiles de cette pratique.

J'y serais pour ma part disposé par mes opérations de toutes sortes faites avec des fils métalliques perdus non seulement dans les os, mais dans la substance des muscles et des tendons(1); mais sans avoir tous les éléments nécessaires pour discuter les mérites de cette intervention, j'estime qu'il faut que le temps en ait démontré la valeur et l'innocuité et nous ait montré aussi que ces résultats sont supérieurs à ceux très satisfaisants que nous obtenons par moyens plus simples et avec des corps étrangers qui disparaissent d'eux-mêmes, après avoir contribué à la résistance de la réparation.

(1) Sur l'emploi de fils métalliques perdus dans les muscles et les parties molles pour les réparations musculaires : Lucas Championnière, in *Journal de Médecine et Chirurgie pratiques*, 25 avril 1898.

VIII

THÉORIE DE MON OPÉRATION
ET RÉGION OPÉRATOIRE

Mettant à nouveau sous les yeux du lecteur les schémas de
la constitution de la hernie je le prie de se souvenir des conditions primordiales de cette difformité à laquelle il s'agit de
remédier.

Sac herniaire (fig. 30).

Trou de la paroi (fig. 31).

Contenu du sac en continuité avec un organe essentiel de
prolapsus, l'épiploon (fig 32.).

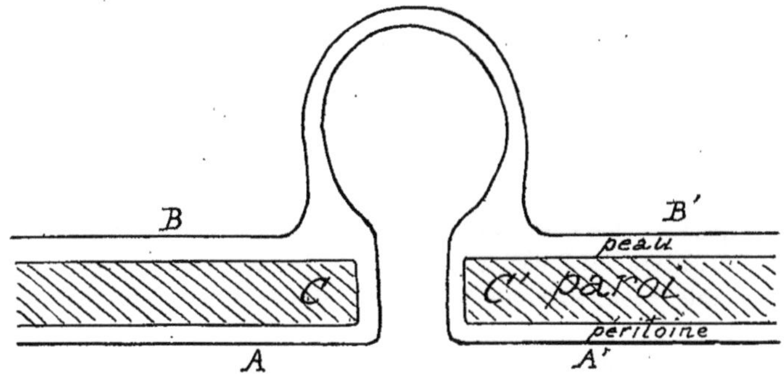

Fig. 30. — *Schéma d'une hernie montrant un sac séreux, continuation
du péritoine traversant une paroi fibro-musculaire et se plaçant sous
la peau. Elle est représentée vide de viscères.*

Que représente la difformité que l'opération de la cure radicale a mission de faire disparaître ? Notre schéma en

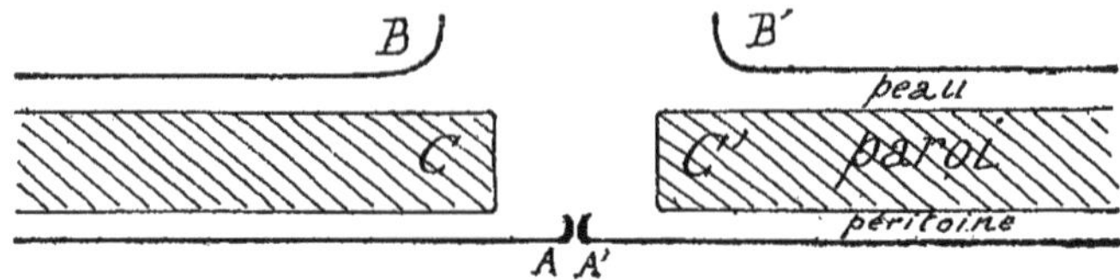

Fɪɢ. 31. — *Schéma représentant le vide ou trou de la paroi musculo-fibreuse de l'abdomen en C C'. Le sac séreux a été enlevé, le péritoine est fermé en A A' et la vue de cette figure montre bien que si le trou C C' n'est pas comblé et si la région en ce point n'est pas renforcée la paroi reste exposée à une faiblesse inévitable.*

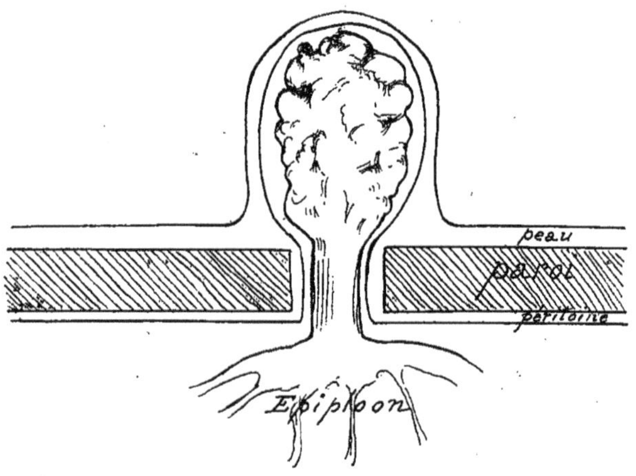

Fɪɢ. 32. — *Schéma d'une hernie remplie par de l'épiploon.*

Cette figure montre que le sac herniaire contenant souvent des parties non indispensables il peut y avoir utilité à les supprimer pour rendre à la hernie, à son sac séreux, la simplicité des deux figures précédentes.

coupe l'indique mais ne saurait en donner une idée tout à fait complète.

Au lieu du canal inguinal franchement oblique et bien fermé que doit nous présenter la région, nous trouvons dans l'intérieur de la paroi abdominale une sorte de cavité allongée, mais beaucoup moins oblique que le canal normal. Le cordon y est rencontré et à côté de lui on voit le sac herniaire qui s'est glissé dans ce canal.

Or cette description n'est pas applicable à la majorité des cas.

Comme d'autres observateurs et bien avant la plupart d'entre eux j'ai reconnu que l'*immense majorité* des hernies inguinales appartient à la *variété congénitale*. Le sac herniaire (le plan péritonéal glissant) est contenu plus ou moins parfaitement dans le cordon. Il est intimement fondu avec les éléments de celui-ci.

Le sac *à côté* du cordon est une disposition plus rare.

La paroi abdominale a perdu sa régularité anatomique. Ses éléments sont dissociés, sont étalés autour du sac et du cordon, surtout si la hernie est volumineuse.

La paroi abdominale n'est pas atrophiée, comme on le dit souvent, mais elle a perdu fréquemment sa résistance normale, plutôt par la dissociation. Ses éléments sont mieux conservés qu'on ne le dit. Mais on observe aisément qu'il faut les rapprocher pour leur donner une résistance. Il faut en ramasser et en grouper les éléments.

On constate aussi, heureusement, que le plus souvent les éléments de la paroi postérieure sont mieux conservés qu'on ne le dit généralement.

L'examen des parties constituantes de la hernie vous donne immédiatement cette impression que si on veut faire disparaître celle-ci, il faut songer non seulement à l'extirpation de la tumeur qui constitue cette hernie, mais il faut songer aussi à créer une paroi de défense.

On a, selon moi, la sensation que cette défense ne saurait être suffisante *si elle n'est due qu'à un changement de forme*, comme la restitution de l'obliquité du canal.

On conçoit qu'une cicatrice puissante, habilement constituée, puisse amener dans la région un mur de tissu fibreux représentant un noyau parfaitement résistant et assez large pour éviter autour de la région herniaire une région mince et faible.

La graisse qui remplit la région, qui est descendue de la région sous-péritonéale avec le péritoine, celle qui s'est accumulée sous l'influence de la création de cette cavité anormale et dont le développement a été souvent favorisé par le repos maladroit conseillé au patient, complique aussi l'opération et diminue les chances d'une solide coaptation.

La considération du schéma montre l'ensemble de ces dispositions sans en donner le profil allongé. Mais les dispositions de la région inguinale et du canal qui parcourt la paroi dans lequel s'est fait l'effondrement sont trop connues pour que nous fassions ici autre chose que les rappeler afin que l'on comprenne les temps et les caratères de notre méthode.

Celle-ci visera non à reconstituer une paroi identique à une paroi normale, mais à donner aux parois faibles, distendues, effondrées, la possibilité de se superposer, de se croiser, de ramasser dans une région amincie les éléments de cette région pour obtenir un épaississement dans lequel la pres‑sion des viscères trouvera un obstacle de formation nouvelle d'une résistance incomparablement supérieure à celle que toute paroi normale aurait pu donner.

HERNIE INGUINALE

Reprenant ce que j'ai dit plus haut des nécessités de la cure radicale en général, je vais montrer comment les indications vont s'appliquer au cas particulier de la hernie inguinale, c'est-à-dire au type le plus commun et le plus important des hernies abdominales.

1º *Le sac herniaire doit être détruit et plus haut que lui le péritoine doit être fermé,* de telle sorte qu'il ne subsiste dans la région herniaire *aucun infundibulum séreux.*

Après ouverture des parois abdominales remontant au delà

de l'orifice supérieur du canal inguinal, je ferai la dissection de toute la partie supérieure du sac contenue dans le canal (la seule intéressante au point de vue de la cure radicale) et j'atteindrai directement l'*infundibulum intra-abdominal.*

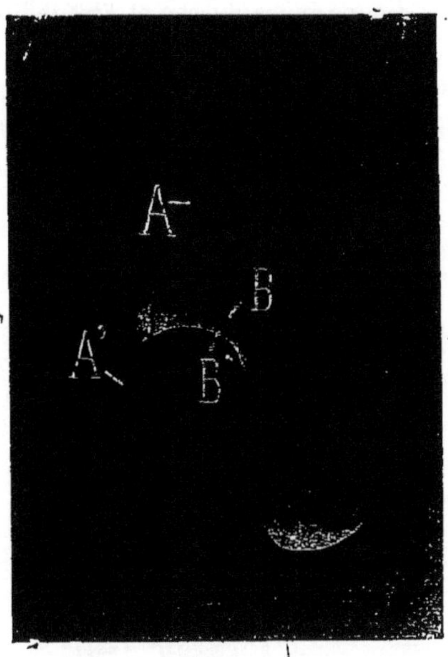

F𝗂ɢ. 33. — *Schéma du sac herniaire et de l'infundibulum.*

Que l'on jette un coup d'œil sur le schéma du sac herniaire on aura bien la notion de cet entonnoir glissant qui dans l'abdomen précède le sac herniaire. Il suffit en quelque sorte de le regarder pour comprendre que si tout ou partie de cet infundibulum persiste, c'est l'amorce de la hernie future qui persiste. Ce n'est donc pas le collet du sac en B B', qu'il faut enlever c'est l'infundibulum tout entier en A A'.

Dans mes toutes premières opérations, pour atteindre cet infundibulum, j'exerçais des tractions un peu violentes sur la partie supérieure du sac. Mais, j'ai vu bien vite les inconvénients de l'insuffisance de cette manœuvre, et j'ai ouvert toute la région du canal inguinal pour arriver à la partie supé-

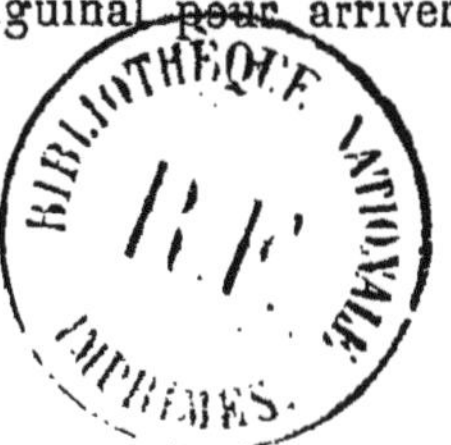

rieure. J'ai même ouvert la paroi abdominale au delà. J'ai ainsi rendu très facile et très parfaite une extirpation *intra-abdominale* que je ne fais plus qu'avec des tractions très modérées directement exercées sur le péritoine de l'infundibulum.

Cette partie supérieure du sac et l'infundibulum étant, de ce fait, sous les yeux et sous les doigts, la dissection en est relativement aisée sans que nous ayons le droit de dire qu'elle est facile parce que cette facilité est subordonnée aux variations infinies du sac, de la résistance [du péritoine, de

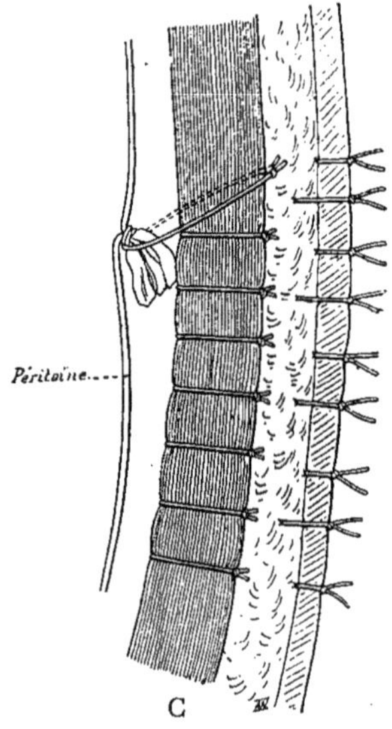

FIG. 34. — *Schéma vertical de ma réparation de la hernie inguinale.*
Cette figure n'est reproduite ici que pour montrer comment le moignon péritonéal est relevé et fixé en haut par un catgut.

la nature du sac et de ses relations avec le cordon et dans l'abdomen.

Lorsque la dissection aura été portée aussi loin que possible au niveau de l'infundibulum, celui-ci sera réséqué le plus haut possible. C'est dire que cet infundibulum sera effacé, parce que le péritoine qui le constitue est enlevé en totalité.

Mais, je veux plus. En relevant le moignon péritonéal formé au niveau de l'infundibulum et lié méthodiquement, je le *refoule* encore *dans le ventre* et sous la paroi antérieure de l'abdomen où il *sera fixé* (fig. 34).

De la sorte, la pression des viscères n'agira même pas sur la partie de péritoine plissée qui le représente. Il n'y aura donc aucune tendance de la pression abdominale à chasser en bas la partie plissée du péritoine qui répond à la formation du moignon.

L'importance de ce détail est grande car le résultat thérapeutique c'est l'*effacement de tout cul-de-sac séreux* dans la région herniaire. Non seulement il n'y aura pas d'amorce au niveau d'un canal inguinal conservé en partie, mais il n'y aura même pas dans l'abdomen de repli quelconque qui puisse être considéré comme une préparation à la mobilisation d'un futur péritoine herniaire.

J'ai eu l'occasion de constater anatomiquement le fait sur des opérés anciens et l'expérience m'a montré que la disposition que j'avais cherchée *a priori* était bien obtenue dans la pratique. Il n'y a aucun plissement du péritoine au niveau de la cicatrice intra-abdominale.

Cette partie de l'opération accomplie, je passe au terme suivant : la réparation.

2° *La réparation de la paroi, c'est-à-dire du trou béant que laisse l'extirpation du sac et de l'infundibulum, doit comprendre la formation d'une barrière solide en fermeture de l'abdomen.*

Nous avons sous les yeux la paroi abdominale représentée par deux lambeaux formés lors de l'ouverture du canal inguinal pour arriver sur le sac et l'infundibulum. Ces deux lambeaux comprennent toute la paroi antérieure du canal inguinal et même une partie de la paroi abdominale située au-dessus de l'orifice supérieur du canal.

Ces parois sont représentées par l'aponévrose du grand oblique et par une épaisseur assez considérable de fibres musculaires du petit oblique et même du transverse (fig. 52, p. 146).

Ces deux parois sont limitées et tenues de chaque côté par deux longues pinces-clamp spéciales, qui les présentent et à la base desquelles il y a des pointes comme il y en a à l'extrémité pour empêcher tout glissement de ces pinces.

On a saisi et on présente ainsi deux lambeaux fibro-musculaires en les renversant en dehors (fig. 39, p. 120 et fig. 40, p. 124).

Dans l'ouverture triangulaire limitée par des lambeaux on aperçoit le cordon en avant, en arrière la paroi postérieure du canal inguinal.

Toutes ces surfaces sont bien cruentées par suite de l'extirpation de la séreuse du sac herniaire et de l'infundibulum.

Le but à poursuivre, c'est le croisement le plus large possible de ces deux lambeaux superposés qui, par leur accolement, formeront la barrière contre laquelle viendra s'épuiser l'effort de la pression intra-abdominale.

Et même la pression sera d'abord supportée par la paroi postérieure du canal inguinal. Si bien que cet effort butera contre une masse de tissus superposés que l'opération aura ramassés en une région assez large, épaisse et résistante.

Plus j'ai augmenté mon expérience et plus j'ai fait cette barrière large et puissante en faisant le croisement le plus étendu possible.

Ce croisement a même une action favorable sur la paroi postérieure du canal inguinal. Il la ramasse sur elle-même, et le doigt peut constater au cours de l'opération que la paroi est accolée sur le cordon de façon à fermer tout de son long tout accès du côté de l'abdomen.

Ayant eu cette sensation qui montre que le cordon est enserré dans une sorte de gaine constrictive, je me suis demandé d'abord si cette constriction n'aurait pas pour le cordon des effets secondaires fâcheux.

Heureusement l'expérience m'a montré qu'il n'en était rien. Je n'ai constaté dans la suite, ni sensibilité spéciale, ni tendance à une atrophie testiculaire que j'ai constatée souvent dans certaines opérations d'autres chirurgiens. Cela tient évidemment à ce qu'il n'est pas enserré par une cicatrice, mais placé en arrière d'elle.

A l'aide de ces deux lambeaux, que je superpose, je constitue donc une *défense en surface* et non une cicatrice linéaire comme l'opération de Bassini.

En réalité, l'effort sera supporté par deux parois accolées, jointes par toute *leur surface* et non par leurs bords seulement.

Les cicatrices des bords ne reçoivent elles-mêmes aucune pression directe des viscères abdominaux. La pression est réservée à une surface doublée.

L'étude des détails de la technique montrera que si l'opération est minutieuse, elle est toujours faisable. J'ajoute même que j'estime qu'elle ne comporte pas ce qu'on pourrait appeler de condition délicate. C'est une opération qui doit conserver avec les larges dimensions des lambeaux des *conditions plutôt grossières*, de façon à *être puissantes*.

3° La troisième condition de l'opération c'est *l'ablation de tout ce qui peut être enlevé des parties contenues (épiploon)*.

Cette partie de l'opération a déjà été étudiée par le menu. J'y attache une telle importance que j'ai commencé par en donner la description au moins en ce qui est commun à toutes les variétés de hernie.

Comme je l'ai dit, il faut supprimer tout ce qui peut être supprimé de l'épiploon chez le hernieux, tout ce qui peut être atteint et ce qui pourrait venir battre la région herniaire.

Couramment j'ai pu enlever des masses énormes, quelquefois de véritables tumeurs occupant une grande partie de l'abdomen et toujours avec succès.

J'ai pu même, au cours d'opérations faites pour des récidives suivant les opérations d'autres chirurgiens, montrer comment la négligence par eux de l'épiploon avait été cause de récidive, de douleurs et même d'étranglement. Il est impossible de faire une meilleure preuve de ce fait que j'affirme, c'est qu'une opération qui néglige l'épiploon accessible ne mérite pas le nom d'opération de cure radicale.

Toutes les fois qu'une partie contenue dans la hernie peut être enlevée, elle ne saurait être négligée.

L'ablation portera en certaines circonstances sur le cordon testiculaire et sur le testicule.

Dans les conditions dans lesquelles cette ablation peut être faite, on peut dire que la réparation de la paroi sans aucun organe interposé *devient idéale*.

C'est encore la condition si particulièrement favorable chez la femme, chez laquelle *toujours* j'enlève le *ligament rond*.

Cette ablation que j'ai dès le début conseillée systématiquement a joué un rôle capital dans l'extraordinaire perfection de l'opération de la cure radicale pour la hernie inguinale féminine.

Dès le début des opérations de cure radicale, nous avons subi des polémiques considérables à ce sujet. L'ablation systématique du ligament rond sans aucun inconvénient m'a donné une réparation si parfaite chez la femme que je puis dire que je ne connais pas de récidive après l'opération pour la cure radicale chez elle.

L'ablation de l'ovaire irréductible avec ou sans la trompe s'est ajoutée quelquefois à cette opération.

J'ajoute, pour mémoire, les ablations plus rares de l'appendice, et des franges graisseuses du gros intestin.

Je tiens à dire en terminant ce chapitre de résumé purement théorique de mon opération, que celle que je décris là, vise l'opération normale compatible avec les fonctions normales du sujet et applicable à l'immense majorité des cas.

Mais, à mesure que mon expérience s'est accrue et que mes opérations se sont multipliées, j'ai reconnu que certaines

conditions plus rares, certaines complications dues à l'exagération de la difformité ou à des opérations imparfaites pratiquées déjà une ou plusieurs fois sur le sujet, créaient des
lésions si importantes que mon opération devenait insuffisante.

J'ai pu reconnaître alors qu'il était possible de la compléter,
de la fortifier. C'est ce que j'ai fait soit par la castration, soit
par la résection du cordon et je puis dire que j'ai pu, par ces
compléments d'opération, étendre le champ de l'opération que
j'avais imaginée à des cas qu'autrefois je n'aurais pas cru
susceptibles de guérison par une opération.

IX

PRATIQUE DE L'OPÉRATION

Il y a de telles variétés de hernie inguinale qu'il serait bien difficile, pour préluder à la description de l'opération, d'établir toutes les conditions dans lesquelles on devra opérer. Le polymorphisme des hernies est tel, du reste, qu'il faut beaucoup laisser à l'ingéniosité des opérateurs pour adapter une méthode opératoire à des cas si différents.

Les hernies sont ou dans le canal à l'état de pointe, ou dans le pli de l'aine, ou dans les bourses. Elles sont petites ou elles sont volumineuses. Elles contiennent de l'épiploon ou de l'intestin, ou des deux ensemble. Elles sont réductibles et disparaîtront au moment de l'opération, ou contiendront des viscères adhérents constituant de véritables tumeurs extérieures.

Il est bien certain que la saillie extérieure de la hernie constitue un guide plus favorable tandis que lorsqu'une hernie est réduite ou si petite qu'elle ne forme aucune saillie, il y a pour l'opérateur un peu plus de difficulté à se diriger pour la découverte de la hernie. Puis l'importance du sac, son épaisseur, sa résistance constitueront des conditions favorables pour la dissection.

Mais quelles que soient les différences de volume de forme et de situation de la hernie, il n'y a pas dans la marche de l'opération de différence fondamentale.

C'est que, *quelle que soit la variation* des hernies, la région opératoiro, le champ de l'opération ne varient pas.

En effet, l'attaque de la hernie ne doit pas être faite comme autrefois l'attaque de la hernie étranglée sur la saillie herniaire variable qui est toujours à la partie basse du pli de l'aine ou à la région des bourses.

C'est bien là que bon nombre d'opérateurs la font encore, mais c'est là un acte irrationnel de la part de ceux qui n'ont pas d'expérience spéciale.

En effet, *tout l'acte utile de l'opération réparatrice* se passera toujours dans le même point sur *la région du canal inguinal*. C'est donc la région *du canal inguinal* qu'il faut avoir sous les yeux largement ouverte. C'est par cette région que vous pouvez parvenir à la partie supérieure du sac herniaire, à l'infundibulum qu'il s'agira de détruire.

On peut même dire que la partie inférieure de la hernie est en quelque sorte indifférente si un artifice a fait disparaître la partie supérieure.

Aussi, quels que soient le volume et la forme de la hernie, qu'elle soit dans les bourses, qu'elle fasse saillie en bubonocèle ou qu'elle reste enfermée dans le canal inguinal comme pointe herniaire ou hernie interstitielle, votre mode d'attaque sera toujours le même et vous n'aurez aucune raison de prolonger une incision vers les bourses.

Sur un sujet couché vous ne chercherez pas à réduire la saillie herniaire qui vous aide à vous guider, vous garderez remplie la saillie du sac que vous allez disséquer après ouverture du canal inguinal. Mais c'est au *niveau du canal inguinal* et *au-dessus de lui* sur la paroi abdominale que vous allez placer votre champ opératoire et c'est là que vous le préparerez comme de coutume.

Ce sera donc tout le quart inférieur de la paroi abdominale au-devant de la fosse iliaque interne, toute la région du pli de l'aine et un peu le haut de la cuisse, surtout en dehors, que vous allez soumettre à la préparation nécessaire.

NOTIONS ANATOMIQUES

Nous admettrons pour notre description que la région inguinale est connue. Toutefois, il y a des points mal décrits ou pas décrits sur lesquels il faut attirer l'attention, sans quoi certains détails resteraient incompréhensibles.

En avant d'une hernie inguinale qui émerge sous la peau, on trouve d'abord la peau et le tissu cellulaire plus ou moins modifié.

Dans ce tissu cellulaire il y a des éléments vasculaires qui sont assez variables pour que l'on n'oublie pas qu'il y aura des différences notables d'un sujet à l'autre.

Le tissu cellulaire sous-cutané et les éléments fibro-celluleux méritent qu'on les signale.

On serait tenté de croire qu'ils forment un voile sous lequel on trouvera aisément le sac herniaire.

Sur le vivant par le canal inguinal vous refoulez avec le doigt le sac dans l'abdomen et il semblerait que ce sac est bien *séparable* des parties superficielles. *Il n'en est rien.*

Le tissu cellulaire sous-cutané, ou plutôt les fibres de la couche profonde fixée sur les muscles de la paroi abdominale sont, au niveau du sac, confondues plus ou moins avec ce sac. Plus le sac est ancien, plus il est volumineux, et plus cette fusion est marquée.

Ces parties fibreuses profondes se confondent avec la gaine du cordon et la hernie.

De plus, dans le canal inguinal, les fibres du crémaster qui se jettent sur la paroi sont plus ou moins fondues avec cette gaine cellulaire.

Si donc vous devez, pour votre premier temps, pénétrer avec le doigt dans le canal inguinal pour isoler la paroi du canal et la fendre, il faut d'abord pénétrer cette couche cellulo-fibreuse pour la *séparer de la paroi du canal*, et ne pas faire une incision immédiate qui ne vous permettrait pas du tout une excision du sac suffisamment élevée.

C'est avec le bistouri qu'il faudra pénétrer *cette couche*. Par l'ouverture faite, le doigt doit ensuite arriver au sac séreux qu'il refoule en haut.

Ici apparaît la première difficulté d'une cure radicale bien faite.

Si cette pénétration n'a pas été bien exécutée, le sac est très mal refoulé et l'incision de la paroi abdominale reste trop basse.

Dans ce cas la récidive est facile au niveau de la partie supérieure du canal inguinal, qui est toujours très faible et demande réparation.

Sous le tissu cellulaire épaissi et souvent d'aspect fibreux on trouve l'orifice inguinal externe reconnaissable à ses fibres arciformes entourant le cordon. Au-dessus, paroi antérieure du canal inguinal.

Tout cela est bien déformé par la hernie.

L'orifice peut être méconnaissable ; le toucher seul vous l'indique.

Le canal inguinal auquel on assigne une longueur variable de deux à cinq centimètres peut être raccourci jusqu'à former une sorte d'anneau épais.

Le canal inguinal serait formé, d'après les auteurs, par l'aponévrose du grand oblique en avant, par le fascia transversalis en arrière.

Très heureusement cette description est insuffisante. Les fibres musculaires descendent beaucoup plus bas qu'on ne le dit. Les fibres du petit oblique et même du transverse font partie de la région et contribuent à former la paroi antérieure.

Elles descendent assez bas pour qu'il soit possible de les ramasser en masse, de façon à former des lambeaux. Le mode de suture spéciale que j'ai imaginé permet de les descendre en quelque sorte jusque tout au bas de la paroi.

Même en arrière, le fascia transversalis n'est pas isolé. On trouve des trousseaux fibreux très importants sur les piliers et sur le ligament de Colles.

En fait, la paroi postérieure du canal inguinal a une existence bien plus réelle que celle qu'on lui assigne.

Cela est fort important. Si on ramasse, comme dans ma méthode, toute la paroi fibro-musculaire en avant, on conserve en arrière toute une série de fibres, qui, appuyées et soutenues plus tard par une paroi antérieure fibro-musculaire très robuste, n'ont plus de tendance à l'effondrement.

La hernie occupe le trajet du canal inguinal. Elle le déforme au point de le rendre méconnaissable. Mais l'observation directe, lors de la dissection, permet de reconnaître les parties.

L'histoire de la hernie inguinale est encombrée de la fameuse description anatomique des fossettes intra-abdominales péritonéales, fossette externe en dehors de l'artère épigastrique, fossette moyenne entre l'épigastrique et le cordon de l'artère ombilicale et fossette interne entre l'artère ombilicale et l'ouraque ou la ligne médiane.

De là la division des hernies inguinales en hernie *oblique externe*, hernie *directe* et hernie *oblique interne*, l'externe étant une hernie commune, la directe étant une hernie moins commune, et l'interne étant une hernie rare.

Or, si au point de vue de l'anatomie pure, il est possible de justifier cette division des hernies en trois variétés, au point de vue de la pratique cette division n'a aucune valeur.

La hernie oblique interne est une telle rareté qu'on ne la rencontre jamais et la hernie directe n'a probablement pas une existence beaucoup plus certaine.

Ce que l'on désigne ordinairement en clinique comme hernies directes, ce sont des hernies dans lesquelles la paroi postérieure du canal inguinal est assez effondrée pour que le sac herniaire ait une *direction spéciale*, pour qu'il vienne plus aisément en avant et même en dehors. Mais ce ne sont pas hernies directes pour cela. Si on les dissèque pour la cure radicale on n'y trouve jamais les deux caractères anatomiques qui seraient nécessaires : conservation de l'anneau inguinal interne isolé au-dessus de l'orifice d'engagement de la hernie, présence de l'artère épigastrique en dehors et en avant du collet de la hernie.

Or moi qui dissèque les hernies plus haut que la plupart des opérateurs, parmi des centaines de hernies inguinales je n'ai trouvé que deux fois une hernie qui présentait ces deux caractères. Dans un cas je l'ai très nettement observé et j'ai vu en outre que la vessie faisait partie de la hernie.

On peut conclure de cette observation qu'il existe une hernie directe ou interne. Mais c'est un fait très exceptionnel, une sorte de curiosité anatomique, une variété d'éventration. Baser la classification d'une difformité aussi commune que la hernie inguinale sur l'existence de cette exception est une faute et il n'y a aucun intérêt à la commettre.

Baser des préceptes de dissection et de réparation sur cette disposition anatomique serait une autre faute. La notion de cette possibilité dans des cas qu'on ne rencontrera que par de grands hasards nous suffit et ne mérite pas une mention plus étendue dans une étude générale.

Il y a du reste un fait assez curieux et assez instructif à cet égard. Dans les descriptions faites par les opérateurs de cure radicale de hernie on ne trouve pas de descriptions de cure radicale de hernie directe.

En ce qui me concerne, comme je le disais tout à l'heure, je n'en ai trouvé que deux ; mais en revanche j'ai disséqué à plusieurs reprises un type de hernie dont il y a peu de temps je signalai un exemplaire curieux aux assistants de mes leçons. Petite hernie inguinale, certainement congénitale, ayant les caractères extérieurs attribués aux hernies directes. Le canal inguinal était d'une extrême brièveté. Les fibres musculaires descendaient si bas que nulle part la paroi inguinale n'était formée par l'aponévrose du grand oblique seul.

La hernie et le canal déférent sortaient bien par un même orifice.

Cette pseudo-hernie directe avait donc tous les caractères des hernies obliques externes. Si elle émergeait *plus directement* que les autres de l'abdomen, c'était en vertu d'une disposition spéciale et originelle, d'un raccourcissement du canal inguinal.

On remarquera en outre qu'il ne s'agissait pas là d'une déformation du canal inguinal due au grand développement de la hernie.

Il est infiniment probable que dans bon nombre de cas la hernie dite directe ne diffère de la hernie oblique externe que par la brièveté du canal. Elle n'a aucun des caractères que les auteurs lui attribuent par un abus d'interprétation.

Signalons encore une autre erreur communément répandue.

Les auteurs décrivent comme une variété plus rare la hernie funiculaire, c'est-à-dire la hernie congénitale renfermée dans le cordon. On verra à l'examen direct des faits que la hernie funiculaire est la règle et que c'est dans le cordon plus ou moins modifié qu'il faut rechercher le sac herniaire,

En pratique pour opérer une cure radicale de hernie inguinale vous vous trouvez en face d'*une hernie inguinale externe.*

J'ajoute, comme je le répéterai bien des fois, que la hernie que vous avez sous les yeux est, *dans l'immense majorité des cas, une hernie inguinale congénitale.* Ce n'est pas une réflexion indifférente parce que l'expérience vous apprendra que bien des qualités d'adhérence du canal déférent, des rapports des organes résultent de cette congénitalité. Bon nombre d'accidents opératoires ont eu pour origine la méconnaissance de ce fait.

La hernie occupe donc bien le trajet du canal inguinal, quelle que soit d'ailleurs la déformation de celui-ci.

La paroi antérieure peut avoir subi une extraordinaire distension. Elle peut être altérée dans sa forme si bien qu'au premier abord on ne la reconnaîtra point. Ce sera souvent au cours de l'opération qu'en tirant et croisant les lambeaux formés on ramènera et on resserrera bien cette paroi sur elle-même et on en retrouvera la continuité avec la paroi abdominale antérieure.

Quelle que soit cette déformation générale de la paroi, l'aspect de la région est ordinairement conservé au niveau même de l'orifice inguinal externe, qui reste un très bon point de repère pour diriger la marche de l'opération.

Les fibres arciformes qui ferment le trajet en bas sont distendues, mais reconnaissables au toucher et à la vue. Les piliers externe et interne, écartés l'un de l'autre, gardent leur structure et leur aspect.

Dans l'immense majorité des cas le cordon est plus ou moins confondu avec la hernie. Il fait corps avec elle. La description classique de la hernie se faisant *à côté du cordon* est absolument inexacte. On en rencontre sans doute un certain nombre d'échantillons surtout chez les sujets dont la hernie se fait tardivement et chez ceux pourvus d'un développement adipeux considérable, origine de l'évolution de la hernie. Mais, dans l'immense majorité des cas, surtout chez les jeunes sujets, les connexions du cordon et de la hernie sont évidentes. Le caractère congénital de la hernie ressort de ce fait, ainsi que nous aurons de nombreuses occasions de le répéter.

La *congénitalité habituelle de la hernie* et ces connexions ordinaires avec les éléments du cordon imposent à l'opérateur certaines obligations, certains actes opératoires. Si la hernie est franchement renfermée dans le cordon, si elle est funiculaire comme on dit, à plus forte raison si elle est intravaginale, certaines précautions sont nécessaires pour séparer le sac des parties auxquelles il est intimement conjoint. Mais même pour les hernies qui paraissent plus distinctes du cordon, on retrouve des connexions qui indiquent que ces parties ne sont pas jointes par une simple juxtaposition et que leur séparation exige une technique fondée sur cette notion anatomique. J'insisterai sur ce fait à propos du canal déférent facile à détacher en haut, toujours adhérent en bas.

Enfin, si l'orifice supérieur ou profond du canal inguinal est singulièrement déformé par la distension que le sac herniaire lui a fait subir, les parties qui le constituent sont encore habituellement reconnaissables. Aussi, lors de la réparation du trajet, ses fibres se ramassent assez aisément autour du cordon dépouillé du sac qui avait franchi l'anneau.

CHAMP OPÉRATOIRE

Il n'y a qu'une région opératoire toujours la même dont les limites peuvent être agrandies en haut. La ligne d'incision

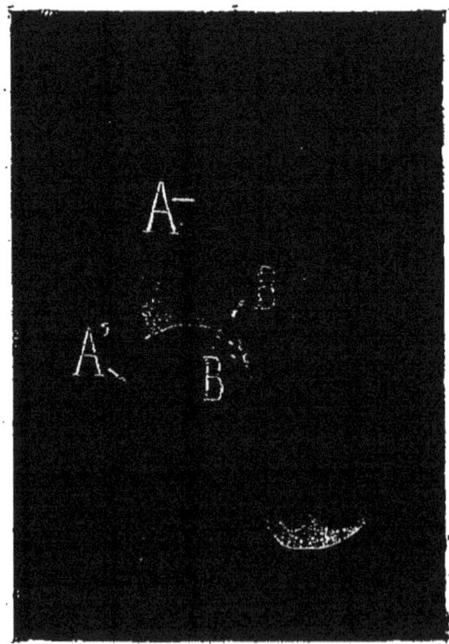

Fig. 35. — *Schéma de la hernie inguinale rappelant que, c'est dans la région A A' B B' et non ailleurs que l'opération doit partir.*

qui la découvrira doit couvrir le canal inguinal en le dépassant en haut et en bas.

Si des nécessités obligent à agrandir le champ opératoire, c'est en haut que cet agrandissement peut être en quelque sorte indéfini. En bas on n'a aucune raison de dépasser beaucoup l'orifice externe du canal inguinal, c'est-à-dire de sortir de la région abdominale.

OUVERTURE DE LA RÉGION INGUINALE ET TEMPS PRÉPARATOIRE DE L'OPÉRATION. PÉNÉTRATION DANS LE CANAL INGUINAL

La région opératoire est préparée comme je le fais pour toutes mes opérations, quelles qu'elles soient.

C'est-à-dire que je ne lui fais subir AUCUNE PRÉPARATION D'AVANCE. Le sujet m'est présenté SANS AVOIR ÉTÉ BAIGNÉ. Je dirai plus loin pourquoi.

La région opératoire est nettoyée avec du savon et de l'eau de panama ou de la teinture de quillaya mélangée d'un peu d'eau de savon.

Je défends expressément l'usage de la brosse pour faire ce nettoyage qui est fait ordinairement la veille de l'opération en même temps que le sujet est rasé.

Au moment de l'opération, aussitôt que le sujet est endormi (je n'opère jamais qu'un sujet endormi au chloroforme) je lave la région avec une compresse et une petite quantité d'eau phéniquée forte (au vingtième). Celle-ci est employée aussi chaude que mes doigts peuvent la supporter.

Je n'emploie *aucun* autre mode de préparation ni avant, dans les jours qui précèdent l'opération, ni dans les heures matinales qui la précèdent.

Ce nettoyage préalable doit s'étendre à la partie supérieure de la cuisse au niveau de laquelle un drain pourrait porter des liquides putréfiables.

-L'incision, qui commence à 2 centimètres en avant et en dedans de l'épine iliaque antérieure et supérieure, est faite juste au-devant du canal inguinal.

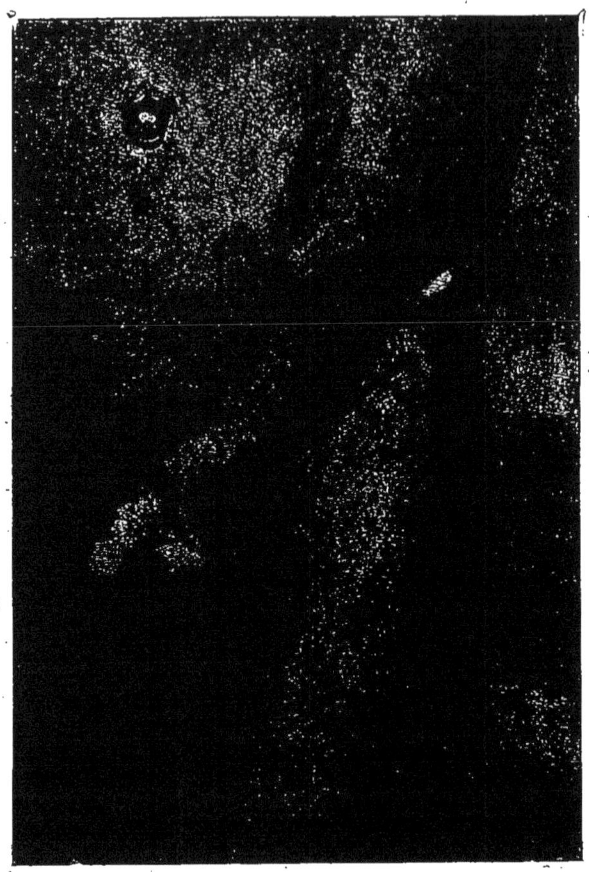

Fig. 35. — *Ligne d'incision commune à tous les cas de cure radicale de hernie inguinale descendant au-dessous de l'orifice externe du canal inguinal et remontant beaucoup au-dessus de l'anneau inguinal interne.*

Longue de 8 à 10 centimètres, *au moins*, elle dépasse, en *hayt*, beaucoup l'orifice inguinal supérieur. Elle s'arrête

en bas un peu *au-dessous de l'orifice externe*. On évitera de la
descendre plus bas au niveau des bourses dans une région
malpropre et difficile à protéger.

L'iucision faite, d'un coup jusqu'à l'aponévrose, coupe par
le travers les vaisseaux superficiels de la région. Ces vaisseaux
sont plus ou moins nombreux, très variables dans leur calibre et dans leur distribution. Cette variabilité est difficile à
expliquer. Il y a toujours là au moins une artère épigastrique superficielle. Mais il y a des sujets chez lesquels ce temps
préliminaire de l'opération se fait absolument à blanc, tandis que pour d'autres on doit placer plusieurs pinces. En
tous cas, il faut le faire avec soin, car il est important que
la région soit bien nette de tout écoulement sanguin, qui
gêne beaucoup la régularité de la marche de l'opération.

La région du canal étant bien découverte, il faut pénétrer
dans le canal inguinal pour isoler la paroi abdominale antérieure du cordon et du sac herniaire. On pourra alors fendre
toute la paroi abdominale en avant du cordon et du sac sans
toucher ni au sac, ni au cordon.

Or, le plus habituellement, comme je l'ai dit plus haut,
faisceaux fibreux de la couche sous-cutanée, fibres intra-in-
guinales, cordon et sac herniaire, toutes ces parties sont jointes
ensemble par des éléments solides et assez serrés. Si on force
le doigt dans le canal par son orifice externe en pénétrant
au-dessous des fibres en arceaux, on ne remonte guère haut.
On refoule les parties et on les masse ensemble. Si on y met
quelque brutalité, si on glissait trop tôt sous la paroi antérieure du canal les pinces qui sont destinées à saisir les parois pour guider l'incision, on pincerait des parties du sac
ou du cordon ; et, si on ne saisissait ni sac ni cordon, c'est
qu'on ne serait pas remonté dans le canal inguinal à la hauteur à laquelle il faut parvenir pour faire une opération utile.
C'est un défaut commun à beaucoup d'opérations. Ce temps
préparatoire de la fente en masse de la paroi abdominale an-

térieure du canal inguinal demande des précautions et une action assez minutieuse.

Pour pénétrer dans ce canal au-devant du cordon, sans rien blesser, pour arriver le long de ce cordon et du sac qui fait corps avec lui jusqu'au haut du canal inguinal, je commence par bien déterminer l'orifice inférieur.

Les parties saillantes de cet orifice inférieur sont les fibres arciformes qui le limitent.

Sur le cordon, j'incise doucement toutes les parties molles entre les deux piliers, de façon à pouvoir bien insinuer mon doigt sous ces fibres arciformes.

Je ne cherche pas, bien entendu, à ouvrir le sac, si j'en sens très bien la saillie, j'évite même cette ouverture car je m'attache à bien séparer le sac de la paroi antérieure du canal inguinal et cela est mieux fait avec le sac intact.

J'insinue mon index entre cette paroi et le sac en les décollant doucement, puis je pousse mon index jusqu'à l'orifice profond du canal inguinal.

Je force même celui-ci de façon à pénétrer avec mon doigt jusque dans le ventre, toujours le long du cordon et du sac décollés.

Ceci fait, à la place parcourue par mon index, je place les deux grandes pinces qui vont saisir toute la paroi antérieure du canal inguinal (fig. 37).

Ces deux pinces spéciales vont saisir toute la substance de la paroi et devront la tenir fixée jusqu'à la fin de l'opération.

C'est entre ces pinces que la paroi abdominale sera fendue dans toute sa hauteur.

C'est entre ces pinces que le sac sera recherché le long du cordon. C'est là qu'il sera ouvert, que l'épiploon qu'il contient sera traité.

C'est entre ces pinces que le sac, fendu d'abord, sera coupé en deux, l'infundibulum séparé de la partie inférieure, de façon à traiter minutieusement la partie supérieure.

A la fin de l'opération, lorsque tous les temps du traitement du sac et du contenu auront été accomplis entre ces branches de pinces, elles me serviront encore à faire les tractions sur les bords de la paroi fendue pour former les lambeaux et les attirer l'un sur l'autre.

Fig. 37. — *Placement des deux pinces spéciales sur le canal inguinal la paroi antérieure du canal inguinal.*

On peut voir que le talon des instruments est placé en avant sur les fibres arciformes bien dégagées du cordon et de la paroi postérieure. Il doit en être de même de tout l'instrument depuis ce talon jusqu'à la pointe pour toute la paroi antérieure.

C'est en effet en donnant un coup de ciseau entre les pinces ainsi placées que je vais former deux lambeaux qui me permettront de découvrir toute la profondeur de mon champ opératoire et d'accomplir tous les temps de la réparation.

En fendant entre ces pinces les parties saisies je garderai de chaque côté deux lambeaux tenus par les pinces (fig. 39, p. 120)

Ce sont ces lambeaux que j'entrecroiserai pour la réparation et sur lesquels je placerai mes sutures. Grâce aux pinces, ils sont très faciles à maintenir et à manier.

J'emploie des pinces d'un modèle spécial. Autrefois j'avais fait faire des pinces minces, terminées par une griffe. Comme de plus en plus j'ai élevé mon incision sur la paroi abdominale, j'ai fait allonger ces pinces (7 centimètres de la pointe au talon). Mais alors les tissus saisis échappaient aisément au niveau du talon. J'ai fait ajouter non loin du talon de la pince une pointe qui assure contre tout glissement de la paroi

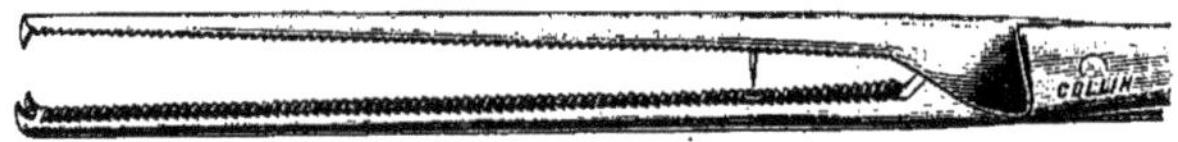

FIG. 38. — *Pinces spéciales pour le canal inguinal avec pointe d'arrêt vers le talon.*

saisie et, depuis bien des années, je m'en sers très régulièrement.

Entre les pinces, l'incision laisse une plaie à forme triangulaire au fond de laquelle on voit la saillie commune du cordon et de la hernie.

C'est là que se trouve la partie supérieure de la hernie qui tient tout le reste sous sa dépendance et qu'il faut attaquer.

Cette attaque *directe de la partie supérieure* de la hernie a, dès le début, caractérisé ma méthode.

PREMIER   TEMPS

DÉCOUVERTE, DISSECTION ET TRAITEMENT DU SAC

Au moment où le canal inguinal a été ouvert, on a sous les yeux et sous les doigts le cordon et le sac. En pratique, le sac est *dans le cordon*, et le problème consiste à chercher le sac dans ce cordon qui le contient dans l'immense majorité des cas, à l'en isoler et à poursuivre sa dissection le plus haut possible.

La dissection de bas en haut de *tout le sac* en commençant par la partie inférieure sauf dans les cas de très petite hernie, n'a jamais été qu'une manœuvre très imparfaite.

Aussi dès le début, j'ai pris *le sac dans le canal inguinal*. Je l'y ai découvert. Je l'y ai ouvert. Puis je l'ai *séparé de sa partie inférieure* pour m'occuper seulement de la *partie supérieure* en connexion avec la partie supérieure du canal et de l'abdomen, cela me permet, comme je le dirai en détail, d'avoir une dissection plus parfaite, plus élevée et moins dangereuse pour certains éléments (canal déférent).

J'aurai fait là d'abord tout le temps fondamental et utile pour la cure radicale.

Le traitement de la partie inférieure viendra ensuite et il pourra être beaucoup plus grossier.

Il pourra même y avoir quelque avantage à laisser certaines parties inférieures de ce sac. Dès ma sixième observation (1885), j'avais procédé ainsi et laissé dans le fond des bourses une trop grosse portion d'un énorme sac, pour abréger la durée de l'opération. Il se forma même dans ce cas très exceptionnel un kyste des bourses, que je dus enlever plus tard. Je cite ce fait comme preuve de ma pratique ancienne.

Tout récemment on a présenté comme nouvelle cette manière de faire qui a toujours été la mienne. Je tiens à la revendiquer parce qu'elle est très importante (1).

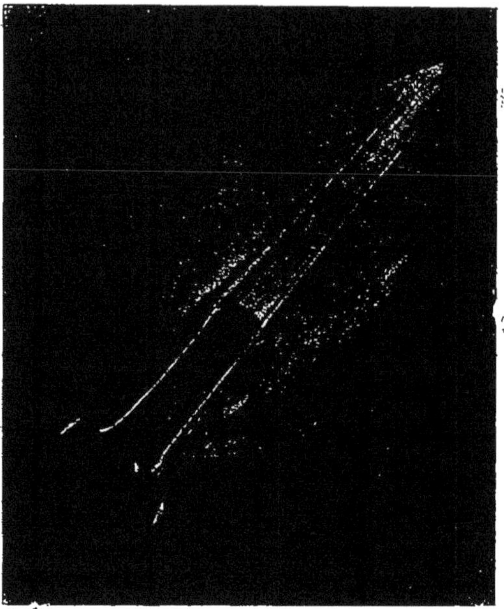

Fig. 39. — *Paroi abdominale antérieure du canal inguinal fendue entre les deux pinces. Dans l'espace triangulaire au fond se voit le cordon et le repli qui contient le sac herniaire.*

Non seulement elle supprime toute cette recherche inutile du sac en bas, toute une dissection qui égare, mais elle rend possible et facile la dissection de la hernie.

1. *Cure radicale des hernies*, par LUCAS-CHAMPIONNIÈRE. Volume de 125 pages, 1887.

En effet, la partie supérieure intra-inguinale du sac est bien plus facile à séparer que les parties basses du sac.

C'est un point sur lequel on ne saurait trop insister. Il m'a permis de trouver des facilités là où d'autres trouvaient des difficultés. Alors qu'au début tous les opérateurs affirmaient la difficulté d'opérer les cas de hernie *congénitale*, j'affirmais qu'il n'y avait pas à cet égard de cas de difficulté spéciale. Cela tenait à ce que prenant le sac très haut, je ne le trouvais pas adhérent comme on le trouve plus bas.

Plus bas, le sac est adhérent en particulier au canal déférent. C'est même là que se font si souvent les sections du canal déférent que je n'ai jamais faites au cours de mes cures radicales pour hernie sans étranglement.

Il faut bien comprendre aussi que si un sac est très petit c'est là-haut seulement qu'on le rencontrera et on évitera ainsi ces cas, pas très rares, où les opérateurs n'ont rien trouvé du tout, alors qu'ils avaient diagnostiqué : petite hernie.

Lorsque la paroi abdominale a été fendue, lorsqu'on a ouvert devant soi cette région triangulaire au fond de laquelle doit être le sac il faut toujours procéder à sa recherche avec beaucoup de soin et beaucoup de douceur.

Sans doute un sac de bonne consistance, un sac qui contient de l'épiploon peut vous venir dans les doigts et on peut dire qu'il vous saute aux yeux. On l'incise alors sans hésitation et les choses vont relativement vite.

Toutefois, même en ces cas il faut se défier de bien des surprises et on ne doit jamais mettre à ces manœuvres ni trop de précipitation, ni trop de brutalité. Les accidents sont plus communs qu'on ne les avoue et la perfection de la réparation tient souvent à cette absence de brutalité.

On s'égare facilement. Il est inutile de dissocier plus qu'il ne faut les éléments du cordon. Ce n'est pas seulement le canal déférent qu'on peut blesser. Le gros intestin surtout est plus facile à atteindre que l'on n'imagine et dans la plupart des cas dans lesquels il a été blessé, il eût pu être évité.

Je l'aurais à coup sûr blessé pour ma part si je n'avais usé toujours de très grande prudence dans ce temps de l'opération.

Le contenu du canal inguinal mérite du reste d'être étudié avec soin aussitôt l'ouverture faite.

Il contient de la graisse, dont il faut se débarrasser: et le cordon qui le remplit est souvent d'aspect assez spécial.

La graisse que l'on rencontre peut remplir le canal inguinal sans affecter de forme caractéristique. Elle constitue alors simplement une sorte de remplissage du canal et enveloppe le cordon.

Dans d'autres cas, elle prend la forme de ce que l'on a appelé *le lipome préherniaire*. Elle constitue alors une masse allongée qui descend de l'intérieur de l'abdomen, ayant elle-même l'aspect et quelquefois la consistance d'une hernie. C'est alors réellement une hernie au-devant d'une autre hernie. Mais cette masse exubérante n'a pas de cavité ; elle est constituée par des noyaux graisseux renfermés dans un tissu cellulaire lâche.

Au point de vue opératoire, cette masse, en forme de poire, a un caractère intéressant. Elle contient en son centre des vaisseaux de quelque importance. Si on arrache ce tissu graisseux, si on ne se défend pas contre la béance de ces vaisseaux, il peut se produire une hémorragie dans la profondeur. Ce n'est pas une hémorragie d'une grande gravité, mais je dirai plus loin pourquoi il faut en avoir une défiance particulière. Aussi, quand je rencontre ces lipomes préherniaires, avant de m'en débarrasser, je place sur leur pédicule un fil de catgut solide.

Quelquefois on trouve le sac herniaire bien distinct à côté du cordon. Il suffit alors, pour l'isoler, de quelques coups de bistouri le long du cordon.

Mais c'est la disposition la plus rare ; le plus souvent le sac fait partie intégrante du cordon.

On le distingue avec difficulté. On doit alors dissocier les éléments du cordon en un point et une dissection attentive permet alors de faire une ouverture du sac.

Si le sac contient de l'épiploon, cette ouverture est plus simple. S'il ne contenait rien ou si on soupçonnait une anse intestinale à son intérieur, cette ouverture serait faite avec circonspection.

L'ouverture de la séreuse étant faite dans le canal inguinal, le sac et l'abdomen sont explorés avec le doigt.

S'il y a dans le sac de l'épiploon saillant, il *va être traité immédiatement* (Chapitre VI, page 66).

Si l'épiploon ne paraît pas, le doigt explore l'abdomen au voisinage de la partie supérieure du sac (infundibulum), il cherche toute adhérence, s'il y en a. Puis il pousse plus haut. *Tout épiploon accessible est attiré dans la plaie* et entraîné au dehors pour être réséqué, de façon à ne laisser rentrer dans l'abdomen que la portion d'épiploon qui remontera et s'éloignera du voisinage de la plaie.

Ce temps de l'opération doit être exécuté au début de l'opération ; nous reviendrons pourtant à la fin sur quelques points de la description.

Nous pouvons du reste supposer le cas où nous n'avons pas rencontré d'épiploon, pour décrire la dissection séreuse dans le canal, la séparation de cette séreuse de la partie inférieure du sac et la formation d'un pédicule séreux qui sera disséqué le plus haut possible.

Nous commençons donc par saisir le sac ouvert dans le canal inguinal, par réduire le contenu, s'il y en a, puis nous coupons circulairement la séreuse en la tendant avec des pinces.

Le premier avantage de cette section sera de rendre la dissection de cette séreuse infiniment plus facile.

Cela permettra aussi de pousser la dissection de la séreuse péritonéale dans le ventre à une hauteur que l'on ne saurait atteindre quand on conserve pour cette dissection toute la masse du sac.

J'ai toujours pratiqué cette séparation.

Autrefois, pour atteindre la séreuse intra-abdominale, après avoir placé des pinces sur cette séreuse je tirais vigoureusement afin d'abaisser tout l'infundibulum.

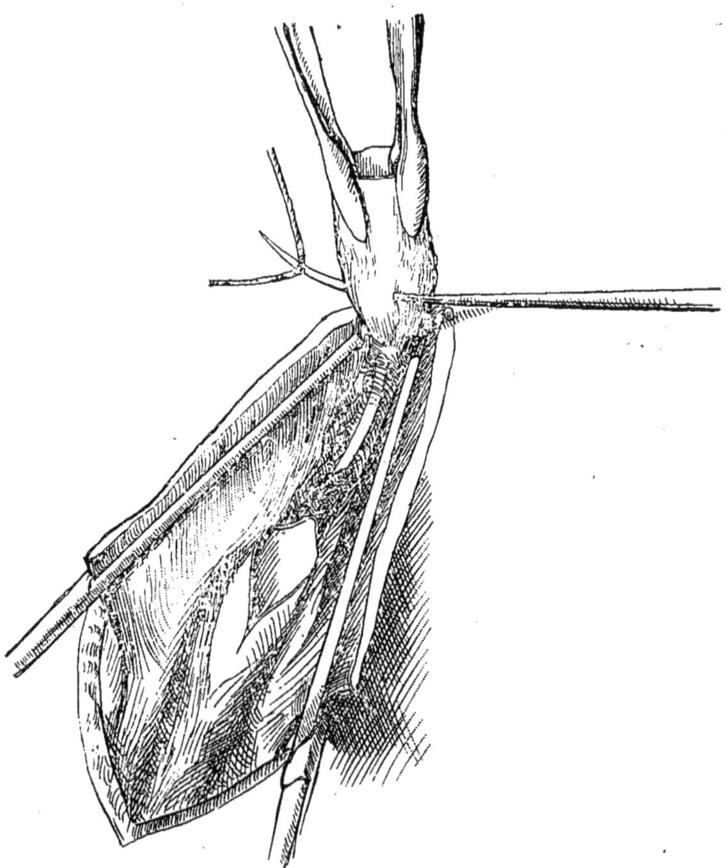

Fig. 40. — *Montre entre les pinces qui relèvent là paroi sectionnée la partie supérieure du sac une section complète. Entre les deux on aperçoit les vaisseaux du cordon et entre eux le canal déférent. Une aiguille mousse pénètre la partie la plus élevée du sac pour former un pédicule. En bas, partie inférieure du sac sectionnée.*

Aujourd'hui, toute la paroi abdominale étant fendue, cet effort est inutile.

Je place sur cette sorte de collerette séreuse que je coupe mes pinces à mors larges en forme de plateaux que j'appelle *pinces à mors plats*. Elles saisissent le péritoine assez largement pour ne pas le déchirer et des tractions modérées me tendent le péritoine pour une bonne dissection.

Je suis du reste alors tout à fait à la partie supérieure du canal, puis je m'avance en plein abdomen.

Afin de cheminer ainsi de bas en haut je vais détacher la séreuse des éléments du cordon avec lesquels elle est confondue, puis je la séparerai des éléments de la paroi, de toutes ses connexions avec l'orifice supérieur du canal inguinal. J'arriverai ainsi jusque dans l'abdomen où le décollement péritonéal est plus facile et se peut encore poursuivre assez haut.

Ceci peut être fait avec les doigts. Je recommande de se servir *le moins possible de ce moyen*.

En agissant ainsi on feutre le tissu cellulaire et il devient fort difficile de remonter suffisamment haut.

L'instrument tranchant est le meilleur agent d'une bonne dissection et l'emploi d'un bistouri bien tranchant est tout à fait indiqué.

J'emploie volontiers un moyen que je ne recommande pas aux débutants. *Une paire de ciseaux très fins* est pour moi un agent habituel de dissection. La section du canal déférent, la section de la paroi du sac à sa partie supérieure, le coup de ciseau même sur une anse intestinale mal vue sont des accidents aisément rencontrés et le plus sûr moyen pour les éviter est de ne recourir aux ciseaux que lorsqu'une longue expérience vous a appris cette dissection très délicate.

Or, j'insiste sur ce fait. Cette dissection doit être très délicate et j'estime que ceux qui ne lui consacrent que quelques minutes la font assurément mal.

Ceux qui projettent de la faire sans anesthésie ou même

avec la cocaïne ne peuvent certainement pas l'accomplir convenablement. Ce sera pourtant là un élément essentiel du succès.

Les incidents de cette dissection sont dus d'abord à l'extrême minceur du sac, puis à ses adhérences aux éléments du cordon et parmi ces éléments au canal déférent d'abord puis aux vaisseaux.

Mais lorsque le sac est pris très haut, ces adhérences au canal déférent ne sont pas très intimes comme elles le sont un peu plus bas; et on peut toujours en avoir raison.

Si les veines du cordon sont assez abondantes pour gêner, leur *résection entre deux ligatures* est tout indiquée.

Toutes les fois qu'il existe un développement veineux constituant un varicocèle plus ou moins important je supprime ces veines.

Ce n'est pas pour moi une manœuvre récente, puisque dans ma première opération pour hernie non étranglée (1881) j'avais pratiqué ce complément d'opération avec succès (*Cinq observations de cure radicale de hernie sans étranglement.* Congrès de chirurgie, 1885).

Lorsqu'à la partie supérieure on tourne tout autour de l'infundibulum séreux, la dissection porte exactement sur la graisse sous-péritonéale. Là elle devient réellement délicate, le péritoine est très mince et sa distension est quelquefois très irrégulière.

En ce point on peut rencontrer du gros intestin en marge du sac herniaire. Il faut y prendre garde parce qu'il serait possible de le blesser et un peu plus tard, lorsque le pédicule herniaire sera serré avec un fil, de le comprendre dans ce fil. Il faut être attentif à ce point d'autant plus que lorsque le fait se présente, la région sous-péritonéale devient plus riche en vaisseaux.

C'est aussi au cours de cette dissection que l'on a rencontré la vessie. Le fait a beaucoup surpris les chirurgiens qui n'avaient qu'une expérience modérée de l'opération, si bien qu'ils se sont imaginé que la vessie serait là toujours accessible et entraînée par les tractions sur le péritoine.

J'ai eu l'occasion d'ouvrir trois fois la vessie et j'ai pu l'éviter plusieurs autres fois. Dans certains cas, je l'ai soupçonnée, dans d'autres cas j'ai vérifié sa présence par le cathétérisme. Je puis affirmer que dans tous ces cas, il s'agissait d'une disposition spéciale de l'organe. Dans la généralité des faits, avec la meilleure volonté du monde on n'attirerait pas la vessie dans la plaie.

Quand on la rencontre, elle s'annonce par la présence de graisse jaunâtre. A sa surface le tissu cellulo-graisseux est serré et, sauf lors de ma première rencontre, je puis dire que je l'ai toujours facilement reconnue.

Lorsque le péritoine est ainsi bien isolé à sa partie supérieure, *je forme le pédicule.*

Pour cela, ayant ramassé entre les doigts le péritoine disséqué et saisi par les pinces, j'en forme un pédicule en tirant légèrement sur lui, je le traverse le plus haut possible avec

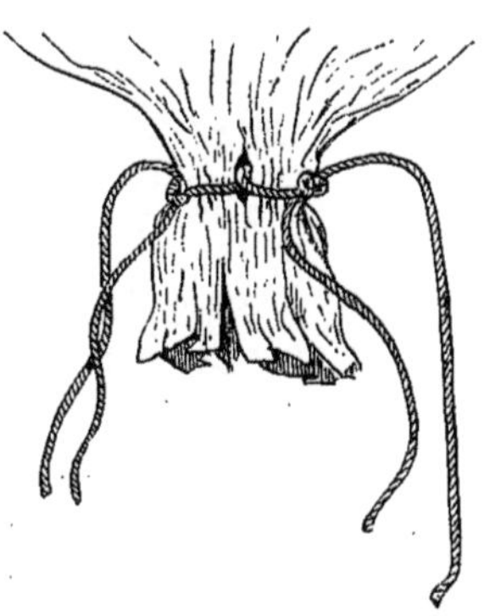

Fɪɢ. 41. — *Pédicule formé sur l'infundibulum péritonéal au-dessus du sac.*

Dans la figure précédente on a vu l'aiguille mousse qui allait passer un fil double de catgut. Ici il est passé et chacun des fils a été croisé avant de faire le premier nœud.

une aiguille mousse imitée de celle de Reverdin, puis je charge cette aiguille avec un catgut double assez long. Celui-ci sera entraîné au milieu du pédicule.

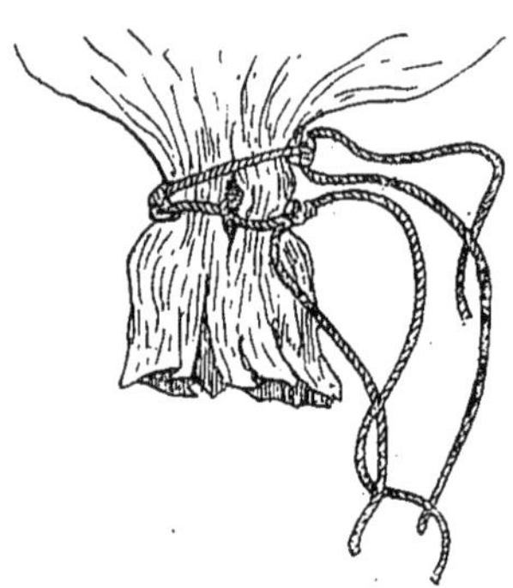

Fig. 42. — *Le chef de gauche a été repassé au-dessus du premier nœud et recevra en cette nouvelle place les trois nœuds définitifs.*

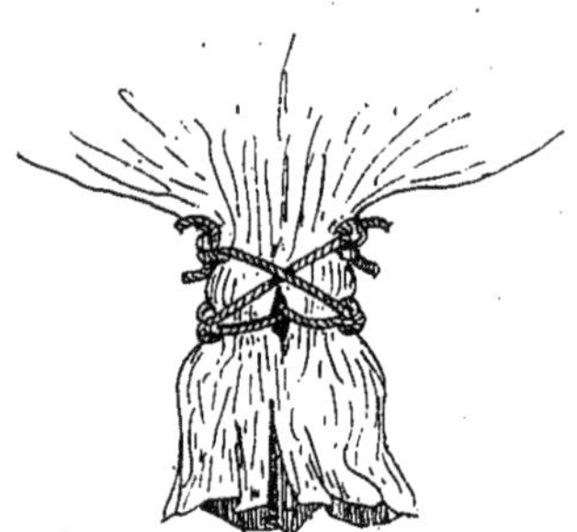

Fig. 43. — *Le second fil a été passé à son tour comme dans la figure précédente. Celle ci montre le pédicule définitivement formé tel qu'il sera refoulé dans l'abdomen. La constriction est ainsi faite comme par trois nœuds superposés. On peut compter deux fils enserrant tout la pédicule et deux demi-fils enserrant la moitié du pédicule.*

Les deux fils croisés sont liés chacun autour de la partie qu'ils enserrent. Puis chacun d'eux entoure tout le pédicule pour être serré à son tour par-dessus les premiers.

Il suit de là que ce pédicule séreux est enserré par trois

tours de catgut superposés. Cela donne une grande solidité à la fermeture du péritoine.

Bien entendu, au moment du placement des fils il a fallu se mettre à l'abri des viscères qui peuvent se présenter à l'orifice péritonéal. Cela est facile quand le sujet dort très bien. En cas de médiocre anesthésie il peut y avoir de ce fait quelques petites difficultés.

Le péritoine exubérant ayant été coupé au ras des ligatures, dans mes plus anciennes opérations, je laissai le pédicule remonter en haut par l'effet de l'élasticité du péritoine

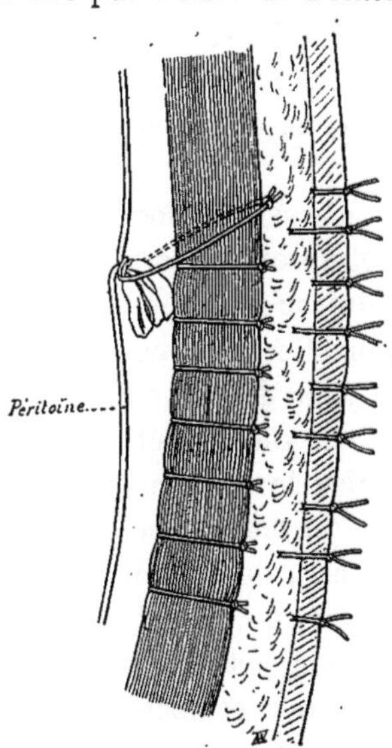

Fig. 44. — *Le schéma de la reconstitution totale de la paroi abdominale montre bien comment le pédicule du sac refoulé sous la paroi abdominale est fixé au-dessus de la région réparée. Ce refoulement et cette fixation suppriment toute apparence d'infundibulum.*

tiraillé. Mais depuis longtemps, depuis que j'ai incisé franchement la paroi, j'ai pensé que l'on pouvait mieux faire en fixant ce pédicule au point le plus éloigné auquel on puisse le refouler avec le doigt sous la paroi abdominale.

Je le refoule donc avec le doigt sous cette paroi; et le doigt restant en place pour le soutenir, je traverse en avant la paroi abdominale avec une aiguille courbe qui conduit un fil, qui tourne en arrière du pédicule de façon à l'appliquer contre la paroi comme avec une sangle. Ordinairement, de façon à être assuré de cette fixation, je passe deux fils que je lie séparément au-devant de la paroi abdominale.

Si le pédicule restait difficilement en place, je le traverserais avec ces fils. Mais le plus souvent je ne le traverse pas pour ne pas faire de blessure inutile au péritoine et ne pas ouvrir de porte, si petite soit-elle, au-dessus du pédicule.

La description que je viens de donner s'applique aux cas dans lesquels aucune action sur le contenu de la hernie n'a été nécessaire.

S'il y avait dans le sac épiploon mobile ou adhérent, il aurait été traité aussitôt après l'ouverture du sac.

Si le contenu du sac est adhérent, il peut y avoir un moment assez délicat pour effectuer une bonne séparation de tout ce contenu du sac, pour détacher les adhérences et ce peut être un travail complexe sur les détails duquel il n'est peut-être pas bien nécessaire de s'appesantir.

Toutefois, je ferai remarquer que toujours, si on veut débrouiller les choses utilement et rapidement, c'est à la partie supérieure de la hernie qu'il faut agir. C'est au niveau de cette partie supérieure qu'on retrouve les parties normales et qu'on peut se diriger avec sécurité. L'épiploon, entre autres, présente ses altérations les plus graves à la partie inférieure du sac pour redevenir normal à sa partie supérieure ou seulement même au-dessus.

S'il n'y a pas d'adhérences, il peut néanmoins y avoir un épiploon plus ou moins fixe dans le sac et son traitement sera indiqué plus loin, de même que celui de l'épiploon qui n'était pas dans le sac, mais qui a pu y être attiré aussitôt après l'ouverture du sac.

Lorsque le pédicule péritonéal a été formé, refoulé et fixé

le plus haut possible, il reste en bas de la région opératoire
la partie inférieure du sac que nous avons négligée jusque-
là et avec elle souvent des débris épiploïques s'il y en avait
d'adhérents.

Le traitement de cette partie inférieure du sac est maintenant très facile, car elle ne contient plus aucun organe qu'il
soit bien nécessaire d'isoler. Il n'y a même aucun inconvénient à laisser en place une partie de ce sac. Si donc il y a
des adhérences intimes au canal déférent ou aux gros vaisseaux, on laissera sans accidents des parties adhérentes à ce
canal déférent ou à ces vaisseaux. Il n'y a qu'à circonscrire
les points douteux par quelques coups de ciseaux et à détacher les parties à enlever tout à fait grossièrement.

On peut même, sans inconvénient, laisser la totalité du sac
au moins en ce qui concerne la récidive. Les restes du sac
sont pour toujours séparés de la cavité péritonéale.

Si on laissait la totalité de ce sac, on s'exposerait seulement à la formation de quelque kyste des bourses. C'est une
éventualité rare si, comme je l'ai fait, on enlève des lanières
un peu longues des grands sacs depuis le collet jusqu'au fond
de ce sac.

Dans toute ma pratique je n'ai vu que deux fois la formation d'un kyste et je puis dire que je l'avais presque voulu. Le
premier fut la suite d'une de mes premières opérations dans
laquelle il restait un sac très grand. L'opération avait été
laborieuse et à une époque où j'étais moins hardi, j'avais
pensé qu'il n'était pas bon de la pousser plus loin, me réservant de la compléter plus tard, ce qui fut du reste bien fait.

Dans l'autre cas, il s'agissait d'une hernie géante descendant plus bas que le genou. Je pensai que l'opération pourrait suffire avec un bon drainage. Il resta un grand kyste très
simple, sans réaction fébrile aucune, et je l'extirpai quelques
jours plus tard.

DIFFICULTÉS DE DISSECTION DUES A CE QUE LES GRANDES PINCES DE LA PAROI ONT SAISI LE SAC EN MÊME TEMPS QUE LA PAROI ABDOMINALE.

Il semble presque superflu de signaler cet incident. Cependant, si les grandes pinces avec lesquelles je saisis la paroi antérieure du canal inguinal jusqu'au delà de l'orifice profond du canal inguinal, sont très commodes pour bien limiter notre action et donner d'excellents points de repère, il peut arriver qu'elles saisissent plus que la paroi, c'est-à-dire tout ou partie du sac herniaire et il peut résulter de là une difficulté sérieuse pour obtenir cette séparation complète et haut située du sac et de la paroi abdominale que je préconise et que je considère comme indispensable à une véritable cure radicale.

Si la pointe des pinces a porté sur le sac, en cherchant dans le champ opératoire, il peut arriver qu'on ne trouve pas du tout le sac. Un petit sac est alors si bien fondu avec la paroi qu'il semble qu'il n'y ait plus de sac du tout.

Pour éviter tout incident de ce genre, il faut toujours, après avoir fendu la paroi antérieure du canal inguinal, remonter avec le doigt le long du cordon et par conséquent du sac et bien s'assurer ainsi que cordon et sac sont libres de bas en haut et particulièrement en haut dans le ventre.

Si on ne trouvait pas cette liberté, si on constatait qu'une des pinces tient la paroi serrée contre le cordon, il faudrait l'enlever et la remplacer par deux ou trois petites pinces à griffes qui ne saisiraient exactement que la paroi antérieure, ce dont on s'assurerait en la repérant de bas en haut.

On agira de même pour la seconde pince si elle n'était pas isolable à son tour. Avec ces pinces multiples l'opération sera moins rapide et moins facile qu'avec la grande pince spéciale, mais elle s'accomplira néanmoins dans de bonnes conditions après qu'on aura bien trouvé le sac qui avait été malencontreusement saisi.

DIFFICULTÉS DE DISSECTION DUES A LA NATURE DES PAROIS DU SAC HERNIAIRE

La consistance, la forme, les dimensions des parois du sac herniaire sont infiniment variables ; aussi les difficultés de dissection sont-elles aussi très variables.

En général la partie exubérante, celle qui est éloignée du collet et de l'infundibulum est d'une consistance qui plaît à l'opérateur peu ambitieux d'aller plus loin. Mais à mesure que l'on remonte vers la cavité abdominale la paroi s'amincit, la friabilité augmente et, si on a affaire à un sujet graisseux à parois peu résistantes, la difficulté devient si grande qu'elle arrête un bon nombre d'opérateurs qui se contentent d'enlever la partie inférieure à peu près solide. Je suis absolument convaincu qu'un bon nombre de cas de récidive sont dus à l'imperfection de la dissection du sac. Je puis même dire que j'en suis certain après avoir exécuté des dissections sur des sujets atteints de récidive après des opérations faites par d'autres chirurgiens, dissections au cours desquelles il m'a été facile de constater les imperfections de l'opération précédente.

La friabilité du péritoine, si marquée sur les sujets obèses, est au premier rang des difficultés de la dissection du sac. Pour mener à bien les dissections en ces cas, il faut suivre la paroi très exactement à petits coups, en saisissant à nouveau le plan mince chaque fois qu'il y a tendance à déchirure. Mes *pinces plates* sont pour cet usage sinon absolument indispensables, au moins très utiles. Leurs mors à cannelures très fines ne déchirent pas ce péritoine et le retiennent par des surfaces beaucoup plus larges que les pinces ordinaires.

Même avec ces pinces la manœuvre doit être lente pour être accomplie jusqu'au point élevé où il est indispensable d'arriver.

DIFFICULTÉS DUES A LA FUSION DU SAC ET DU CANAL DÉFÉRENT

Avec le mode d'attaque du sac qui m'est propre et que j'ai préconisé de tous temps, on peut dire qu'en l'état normal des hernies cette difficulté n'existe point. Toute la partie importante de la dissection se passe bien au-dessus du niveau auquel on rencontre cette fusion du sac et du canal déférent.

Il faut savoir pourtant qu'en cas d'ectopie testiculaire il peut y avoir de ce fait de grandes difficultés. Mais celles-ci méritent d'être traitées tout à fait à part. En effet c'est de cette fusion des éléments et du plus ou moins d'atrophie que naîtra la détermination de la suppression du testicule.

La suppression d'un testicule atrophique est chose bien indiquée en nombre de cas. Mais il y a aussi tels cas où sa conservation serait nécessaire et, avec un peu de doigté, la dissection et la séparation peut toujours être effectuée.

Il n'y a pas lieu d'insister sur les petites manœuvres qui permettent de respecter le canal déférent. Il suffit de rappeler que sa consistance permet de l'utiliser comme un guide, si bien qu'avec des ciseaux fins un opérateur prudent ne risque guère de le couper. Chez les jeunes enfants, il est si mince que ce genre de dissection est quelquefois très délicat.

DEUXIÈME TEMPS

LA DÉFENSE PARIÉTALE

La *défense pariétale*, qui permet de combler le creux ou vide de la paroi caractérisant la hernie, est le point capital de mon opération.

Elle permet non seulement de réunir des parties qui étaient divisées, mais de remplacer dans une région défectueuse les parois amincies par une masse résistante, dont je cherche les éléments solides dans deux larges lambeaux formés aux dépens de la paroi antérieure du canal inguinal et pris aussi dans toutes les parties musculo-fibreuses périphériques à la région même du canal inguinal.

Le croisement et la superposition de ces lambeaux permettent de former dans la région *un véritable mur résistant*, et, là où la paroi a une tendance à l'effondrement, *de constituer une région nouvelle, plus solide que les voisines.*

Lorsque toutes les manœuvres qui concernaient la séreuse ont été accomplies, la région opératoire nous montre les deux côtés de la paroi abdominale fendue saisis entre les mors des pinces longues à dents (fig. 45).

Une bonne hémostase permet de bien voir deux lambeaux qui sont saisis. Un bon nettoyage à l'eau phéniquée forte en assure la parfaite asepticité.

On achève en avant, du côté de la peau, le décollement parfait de ces lambeaux du tissu cellulaire sous-cutané. On s'assure que les deux lambeaux jouent bien l'un sur l'autre.

On doit constater alors que le lambeau externe peut glisser à fond sous le lambeau interne. On s'assure aussi que ces deux lambeaux sont bien débarrassés de la graisse qui les recouvrait et qui pourrait gêner la réunion.

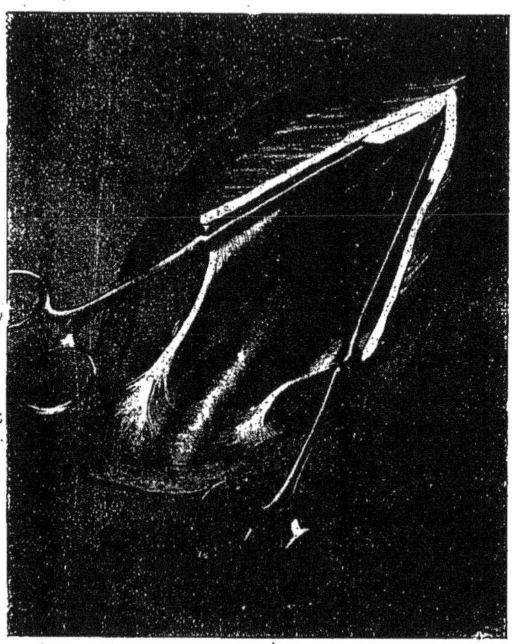

FIG. 45. — *Paroi abdominale fendue saisie entre les pinces.*

Nous reproduisons cette figure qui représente la paroi fendue avant la dissection du sac. C'est en effet qu'il n'y a en ce qui concerne la paroi aucune différence à noter. Depuis le commencement de l'opération la paroi est disposée comme elle le sera pour recevoir les fils qui réuniront les lambeaux.

Il faut alors placer un lambeau sur l'autre de façon à juxtaposer les surfaces les plus larges possible et à les maintenir au contact. L'expérience m'a montré que c'est le lambeau externe A'B' qu'il faut glisser ainsi sous le lambeau interne.

Pour ce faire, je place une série de fils ainsi qu'il est très facile de les voir sur les figures schématiques.

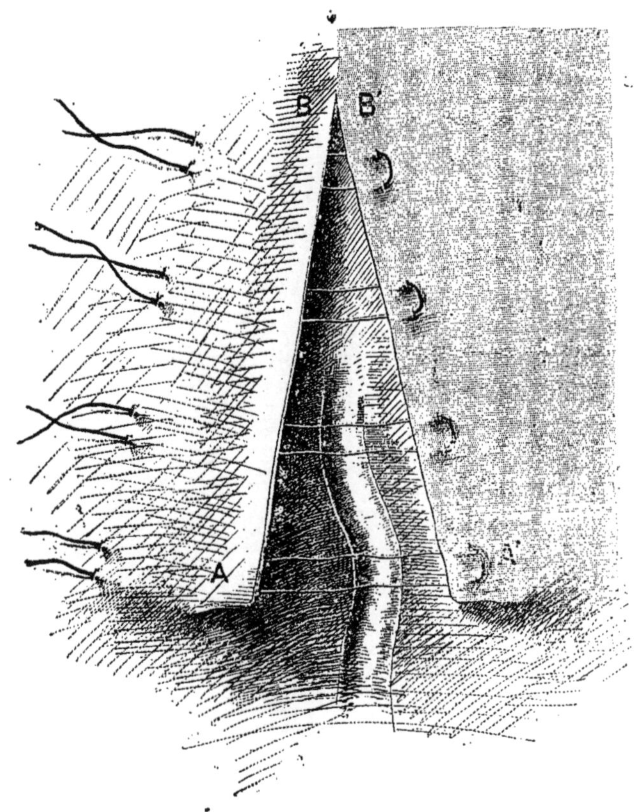

Fig. 46. — *Schéma montrant les deux lambeaux. Au fond le cordon. Sur le lambeau A'B' les fils en U ont été placés, puis ils ont été placés le plus loin possible sous le lambeau AB (sur la gaine du grand droit).*

Ce schéma suppose une opération de hernie inguinale gauche. Le *lambeau externe* A'B', est destiné à passer sous le *lambeau interne* AB ;

Une série de fils fixés sur le bord libre du lambeau externe

A'B' doit entraîner ce lambeau sous le lambeau interne AB.

Puis une série de fils placés sur le bord libre du lambeau interne AB et le plus loin possible à la base du lambeau A'B' le fixeront et l'étaleront en couvercle sur le lambeau A'B'.

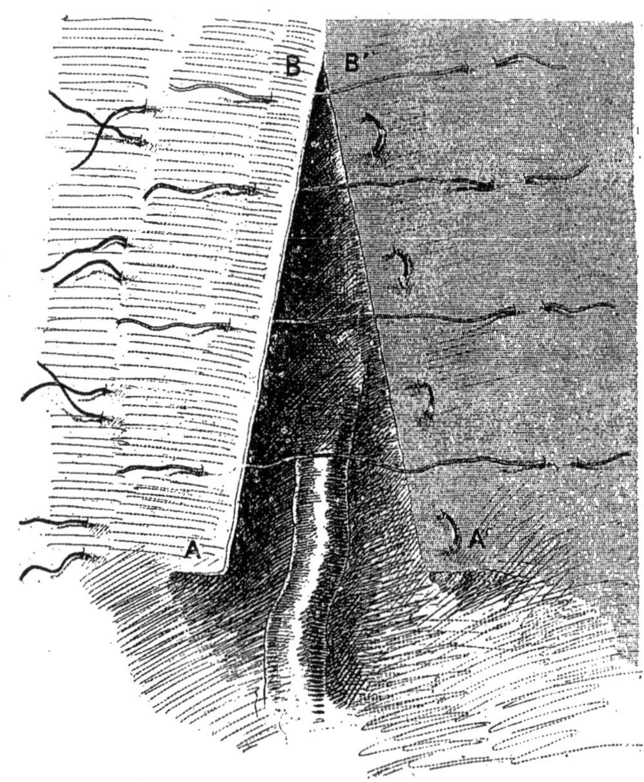

FIG. 47. — *Schéma du placement des fils superficiels sur le lambeau AB. Les fils superficiels qui vont du lambeau A' B' au bord libre du lambeau A B sont placés aussi loin que possible dans la direction de l'arcade crurale et prennent ainsi leur appui sur les tissus fibreux les plus résistants de la région.*

Je passe donc avec une aiguille sur le bord du lambeau A'B' un grand fil de catgut en double, ce que j'ai appelé fil en U.

Puis je conduis les deux chefs de ce catgut avec une grande aiguille le plus loin possible sous le lambeau AB.

En pratique, ces fils sont profondément enfouis dans la paroi musculo-aponévrotique, de façon à arriver au *niveau de la gaine du grand droit tout du long de cette gaine.*

On peut aller hardiment aussi loin puisque le seul organe à blesser dans la région, l'artère épigastrique, est là cachée précisément sous le bord de ce grand droit et plus de 999 fois sur 1.000 bien cachée. Elle ne saurait être atteinte.

Je place ainsi successivement quatre fils comme dans la figure 46, souvent cinq et dans quelques cas un plus grand nombre (j'ai été à 10).

C'est là un point que j'ai toujours perfectionné dans mes opérations.

Lorsque j'ai publié cette méthode dans mon livre en 1892, j'avais indiqué comme nombre de fils habituels deux à trois. Dans mon schéma publié en 1900 les fils sont au nombre de quatre (fig. 46).

Un coup d'œil jeté sur la figure montre aisément que si on vient à tirer sur les chefs des quatre fils en U, ils entraîneront le lambeau A'B' sous le lambeau AB.

Mais le lambeau AB, laissé libre, aurait une tendance à se recroqueviller et nous aurions là *des lignes plutôt que des surfaces de réunion.*

Pour éviter cet inconvénient, sur le bord libre du lambeau AB, je fixe des catguts moins longs que j'indique comme superficiels et puis je les fixe à la base du lambeau A'B', ou pour mieux dire au delà de la base de ce lambeau sur les tissus fibreux de la paroi abdominale, *au voisinage du pli de l'arcade crurale* (fig. 47).

Le placement de fils aussi multiples dans une région relativement étroite, sans être très difficile, demande de la méthode et quelques précautions. Il faut, pour bien faire, avoir une aiguille de Reverdin courbe et très solide. On passe l'aiguille vide pour la retirer garnie du fil et le mieux est de placer d'abord les fils les plus élevés. On placera ainsi de haut en bas d'abord les quatre fils profonds, puis toujours de haut en bas les quatre fils superficiels.

Il faut prendre quelques précautions pour ne pas déchirer les parois et placer les fils dans un milieu assez solide pour que les tractions qui seront faites pour rapprocher les lam-

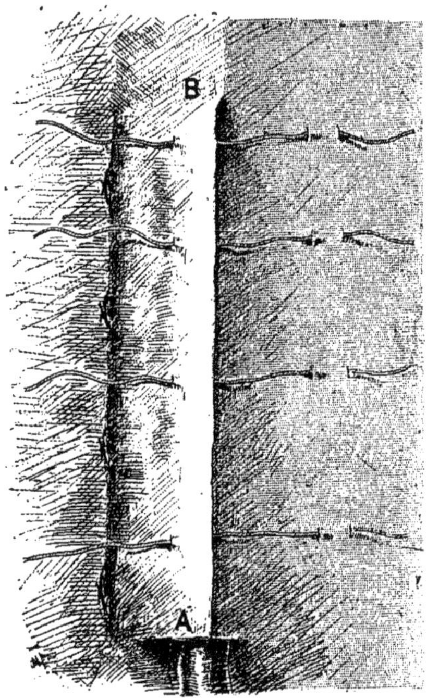

Fig. 48. — *Schéma montrant la situation des lambeaux après constriction des fils en U. Le lambeau externe A' B' a été entraîné sous le lambeau AB et sa ligne interne est complètement cachée. Toutefois le lam - beau recouvrant est encore flasque et ramassé en dedans de la région.*

beaux soient réellement efficaces. Il faut donc que l'aiguille soit implantée, en plein tissu fibreux, et non dans un tissu cellulaire qui n'offrirait aucune résistance.

Ces manœuvres qui paraissent un peu difficiles au premier abord ne sont que délicates. Elles sont aisées surtout si la paroi est solide; un peu plus difficiles si la paroi est mauvaise et très chargée de graisse. Il faut alors saisir dans l'anse de fil une épaisseur de tissu relativement considérable pour avoir un bon point d'appui.

Pendant toutes ces manœuvres, si on laissait pendre les fils on les embrouillerait. Je fixe chacun d'eux aussitôt placé avec une pince, jusqu'au serrage.

Pour réunir, je serre les fils en U jusqu'à bien ajuster la tranche du lambeau sous les parties profondes. Mais je recommande de ne jamais exagérer la constriction. Il faut *ajuster et non étrangler* les tissus.

Pour fixer les fils, je fais même là un nœud double, dit de chirurgien, puis par-dessus deux nœuds ordinaires.

Chacun des fils en U est fixé successivement de haut en bas, puis je passe aux fils superficiels, toujours de haut en bas.

Ici, toujours sans étrangler les tissus, je serre les fils, mais avec un nœud simple qui ajuste mieux.

Puis, je fais encore par-dessus deux nœuds de façon à compléter trois nœuds comme j'ai toujours recommandé de le faire pour le catgut. La figure 48 montre les fils profonds serrés.

La figure 49 montre l'effet obtenu lorsque les fils profonds ont été serrés ainsi que les superficiels (p. 142).

Elle montre comment la région est défendue par les lambeaux superposés. Si à ce moment on aperçoit quelques hiatus dans les interstices et surtout en bas de la ligne de réunion, il ne faut pas hésiter à ajouter quelque suture superficielle.

Ces figures donnent bien l'idée de la défense par la paroi antérieure.

Elles ne peuvent malheureusement donner l'idée de l'effet produit sur la paroi postérieure, qui est ramassée sur elle-même et qui prend, du fait de cette fermeture de la région, une grande consistance, ainsi que le doigt s'en assure aisément au moment de la constitution des lambeaux.

Au toucher, la partie autrefois effondrée de la paroi est remplacée par un monticule solide, dont la consistance est facile

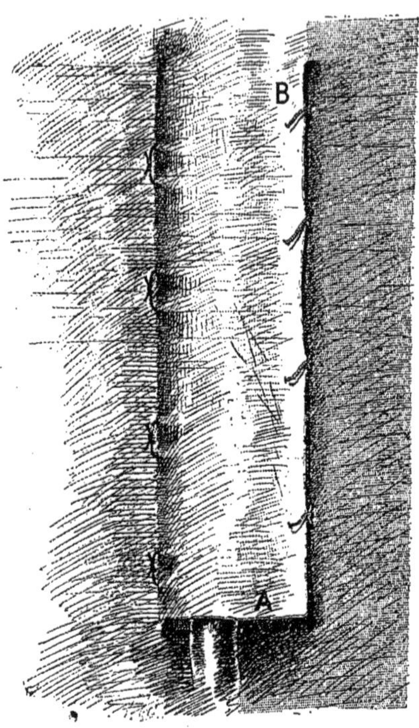

Fig. 49. — *Schéma montrant la situation respective des lambeaux lorsque les fils ont été tous serrés. Le lambeau AB a complètement recouvert le lambeau A' B' absolument caché au-dessous de lui.*

à constater depuis la partie supérieure de la région jusqu'au niveau de la partie supérieure des bourses.

Le double schéma ci-dessous peut donner une idée de la constitution de ce monticule, il est dû à la superposition des parois croisées que les deux schémas nous montrent en coupe et en surface. En considérant ces schémas il est facile de comprendre que la paroi abdominale a vraiment été *réparée*, les lambeaux entraînés se sont doublés l'un l'autre et la

théorie de la résistance de mon opération est ainsi facile
à donner (fig. 50 et 51).

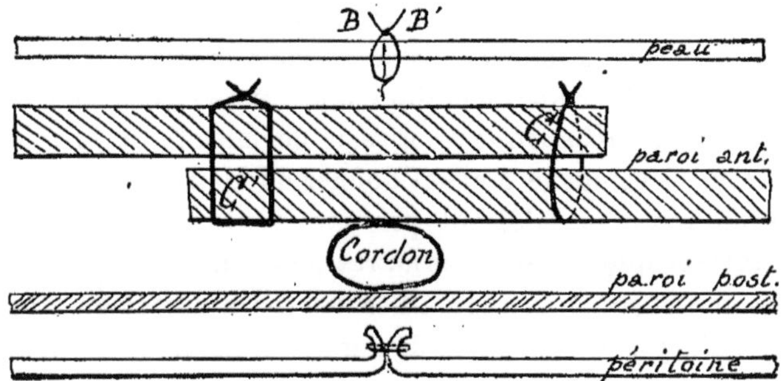

Fig. 50. — *Schéma horizontal de la réparation en surface.*

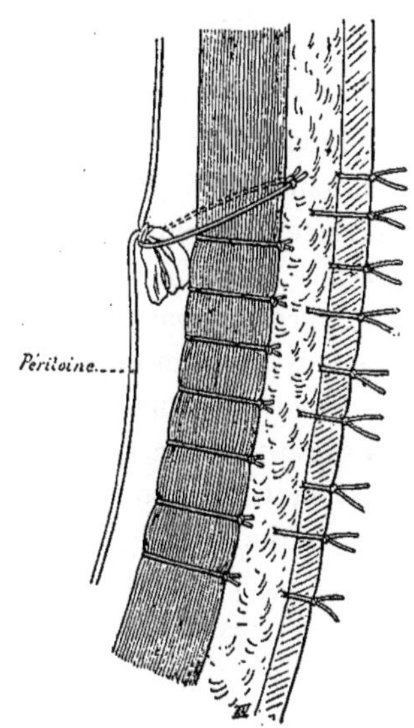

Fig. 51. — *Schéma de la réparation en coupe verticale.*

Si à ce moment de l'opération, comme il arrive souvent,
l'anesthésie vient à faiblir et s'il survient quelque vomisse-

ment, l'opérateur a la satisfaction de constater que, dans la région, il ne se produit *aucune impulsion*.

Plus tard lorsque vous examinez le sujet à plusieurs semaines ou plusieurs mois de distance, vous observerez encore le même fait. Pour une opération bien réussie, il reste dans la région une *saillie solide* au niveau de laquelle ni la toux, ni les vomissements ne doivent donner d'impulsion. Les secousses du ventre ne doivent pas être senties dans la région autrement que sur tous les autres points de la paroi abdominale en dehors de la région herniaire. On a même la sensation qu'il y a là une partie de paroi plus saillante et plus dure qu'en tout autre point.

Dans les cas de grande ouverture de l'abdomen, dans des cas où mon incision avait été prolongée très haut et bien loin au-dessus de l'orifice supérieur du canal inguinal, le même *procédé de croisement* des lambeaux a été employé dans la réparation ; j'ai utilisé alors 5, 6, 7, 8 et 10 fils en U et je puis affirmer que même dans ces cas exceptionnels la solidité de la paroi a été absolument remarquable.

Notez que les surfaces qui contribuent à la formation de cette puissante barrière, qui donnent les cicatrices de réunion, sont des surfaces considérables.

J'ai le soin de les très bien imprégner de solution phéniquée forte, de façon à n'avoir jamais d'accroc en ce qui concerne l'asepsie de la région. J'aurai soin aussi de drainer parce que, si bien faite que soit l'hémostase, ce sont des surfaces très susceptibles d'une effusion sanguine qui est toujours préjudiciable aux réunions irréprochables et solides.

Il est très important d'insister sur ce point, car pour réussir une opération de ce genre, il ne faut pas avoir de ces petites suppurations secondaires, de ces petites éliminations de fils que bien des chirurgiens considèrent comme de petites misères nécessaires. Une réparation n'est vraiment puissante et digne du nom de cure radicale que si ces deux parois sont restées en l'état où l'opérateur les avait mises, si la réunion des tissus a été suivie de la réparation parfaite à laquelle doit mener une pratique chirurgicale impeccable.

LIMITE DE L'OPÉRATION ET POINTS D'APPUI

Quelle est la limite de l'opération? jusqu'où les lambeaux sont-ils empruntés ; sur quelles parties prennent-ils un point d'appui? Ce sont là toutes questions importantes auxquelles il est très facile aujourd'hui de répondre, car l'expérience, s'est faite depuis longtemps, pour montrer jusqu'où on peut aller et jusqu'où il est nécessaire d'aller.

Il faut, non seulement que les lambeaux remontent haut (de là l'incision de la paroi antérieure du canal inguinal bien au-dessus de l'orifice profond), mais il faut aussi qu'ils soient le plus larges possible et il faut qu'ils viennent s'appuyer sur les plans les plus solides que l'on puisse rencontrer.

Il est très facile aujourd'hui de fixer ces limites sur lesquelles autrefois on pouvait conserver un peu d'incertitude. Le bord interne du lambeau externe qui forme la partie postérieure du double plan superposé peut être fixé aussi haut qu'on veut sur la gaine du grand droit antérieur. Il trouve là un point d'appui toujours solide, très facile à reconnaître, avec le doigt indicateur plongé derrière le lambeau, et très facile à accrocher avec une aiguille courbe pour y passer les deux chefs des fils en U. Les chefs profonds de tous les fils en U sont donc accrochés à travers la gaine aponévrotique du grand droit.

Non seulement la manœuvre est facile avec un peu d'expérience mais on peut y mettre toute la hardiesse voulue, il n'y a aucun incident à craindre. Le seul organe à respecter dans cette région serait l'artère épigastrique. Mais cette artère est profondément cachée au-dessous du grand droit et si bien protégée là qu'on se demande en quelle circonstance elle pourrait être atteinte par une semblable manœuvre. Il est impossible d'imaginer un point d'appui plus solide que celui-ci, car si mauvaises que soient des parois abdominales la gaine du grand droit a toujours une résistance importante.

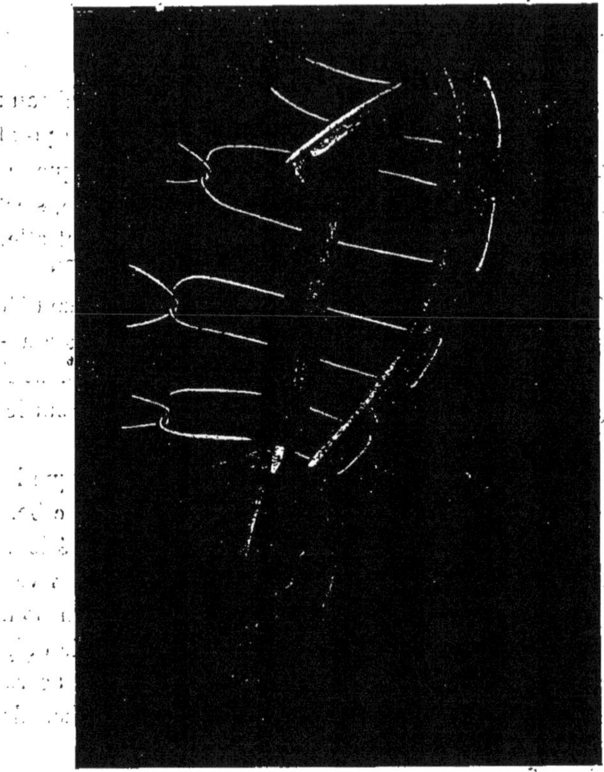

Fig. 52. — *Figure demi-schématique montrant les points en U et la manière dont ils se fixent sur la gaine du droit antérieur.*

Le fil le plus élevé A fixé dans cette gaine ressort au delà du petit oblique figuré en coupe au-dessous de lui.

Les fils B C D sont montrés pénétrant la gaine du droit et une portion de la paroi antérieure a été enlevée pour montrer comment le fil mord dans cette paroi antérieure. En dessous du fil D 4 nous retrouvons la paroi antérieure complète telle qu'elle sera ramenée en avant lorsque les fils en U seront liés.

Pour l'autre lambeau, le lambeau interne qui recouvre celui-ci et va s'étendre en dehors il est plus difficile de lui trouver

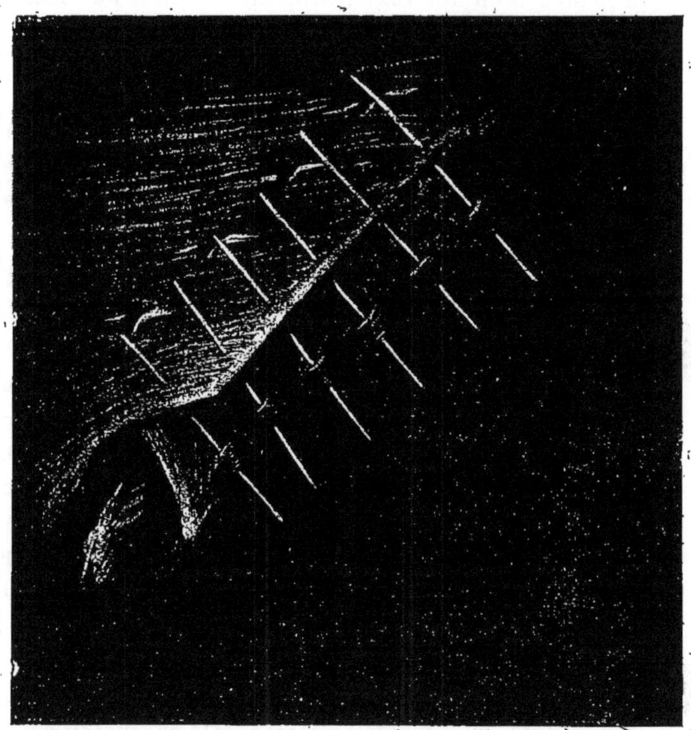

Fig. 53. — *Cette figure demi-schématique montre comment le lambeau antérieur va venir s'appliquer sur le lambeau profond fixé par les fils en U sur la gaine du grand droit.*

Ce lambeau sera entraîné par les fils superficiels I, II, III, IV, V, VI, jusque sur le ligament de Fallope sur l'arcade crurale qui est figurée juste au-dessous de l'endroit où les fils ont pénétré. Le lambeau interne sera donc ramené recouvrant avec le lambeau externe tout l'espace compris entre le grand droit et l'arcade crurale. C'est la région où on constate après l'opération cette sorte de mur que constitue la région opératoire dans le point précis où était le vide, le manque de la paroi abdominale traversée par la hernie.

un point d'appui. Toutefois, j'ai souvent vu des imitateurs, même bien au courant de ma méthode, qui fixaient ce lambeau trop près et en une région trop mince. C'est au voisinage de l'arcade crurale et sur cette arcade qu'il faut le descendre. Si on a donné à ce lambeau, l'ampleur, l'importance suffisante, c'est une manœuvre facile à exécuter. On peut même, si on veut, abaisser une partie de ce lambeau au-dessous de l'arcade de Fallope. Il faut toutefois, au moment où on plante l'aiguille dans l'arcade, prendre les précautions nécessaires pour n'atteindre aucun vaisseau.

Dans les deux figures 52 et 53, M. Villandre a montré aussi clairement que possible quels sont les points d'appui et les limites de mes deux lambeaux.

Dans la première figure on aperçoit les fils en U avec leur position relative aux éléments constituants de la paroi. La partie supérieure de la figure montre la paroi telle qu'elle est constituée et la place réelle du fil A le plus élevé. En dessous on a enlevé une partie de la paroi, aponévrose et fibres musculaires du petit oblique et du transverse. On voit donc très bien comment ces fils profonds s'insèrent sur la gaine du grand droit avant de traverser cette paroi abdominale antérieure au-devant de laquelle ils seront liés.

La figure 53 (p. 147) n'est pas moins démonstrative que la précédente. Elle montre comment le lambeau interne recouvrant le lambeau externe doit descendre le plus bas possible vers l'arcade crurale et doit prendre son point d'appui là sur les parties les plus solides possible. La limite de la région est ici moins nette que pour la partie profonde et la gaine du droit. Mais néanmoins quand on a bien l'habitude d'étudier ces parois abdominales on trouve aisément sur l'arcade crurale elle-même ou sur les tissus qui en sont les plus voisins des parties franchement solides. On a ainsi l'avantage de prendre de bons points d'appui pour les fils et d'autre part de doubler les parois sur la plus grande surface possible.

Il faut d'autre part abaisser le lambeau avec précaution, parce que souvent il est formé de tissus assez misérables.

Cette misère des tissus nous donne justement la preuve que, hors la superposition de parois, il n'y a pas de chance pour donner quelque consistance à la paroi reformée.

Le résultat de ces ajustements de lambeaux fixés dans les limites que j'indique est, dans l'intervalle qui s'étend entre la gaine du grand droit et l'arcade crurale, c'est-à-dire dans le triangle faible et dangereux, un épaississement continu avec saillie plus importante précisément au point qui avait cédé.

On doit même faire cette remarque qu'on ne peut jamais craindre de faire des lambeaux trop élevés. Au début de mes opérations j'ai pu craindre d'affaiblir la paroi au-dessus de la région en fendant cette paroi au-dessus du canal inguinal. Mais grâce au croisement des lambeaux qui permet une super-position faite avec soin, j'ai toujours vu que la paroi au niveau de la partie supérieure de l'incision est tellement solide qu'il n'y a aucune chance de hernie dans cette région. La récidive ne menace qu'à la partie inférieure, au voisinage du pubis· C'est la région qu'il faut toujours avoir en vue pour perfec-tionner le plus possible sa défense.

Ce temps *qui fait essentiellement l'opération* peut toujours être accompli, mais le résultat sera obtenu dans des condi-tions plus ou moins aisées. Je crois que si la manœuvre est délicate, elle peut toujours être exécutée et que, comme je le disais en commençant, la méthode est à la fois une méthode *solide et robuste*, qui peut *toujours être suivie*.

Il faut bien savoir que les parois diffèrent notablement de consistance. Il y a des parois résistantes dans lesquelles il est toujours aisé de planter une aiguille et de passer un fil qui se trouve solidement accroché. Il y a des parois infiltrées de graisse qui ne peuvent fixer le fil qu'à la condition qu'une assez large surface de paroi soit enserrée dans ce fil. Ce sont des détails que l'usage de l'opération apprendra seul. L'expé-rience m'a montré qu'il ne faut pas craindre de multiplier les fils. J'ai commencé par mettre deux grands fils en U, puis j'en ai mis quatre, et j'en mets cinq couramment. J'ai multiplié dans les mêmes proportions les fils superficiels.

La multiplicité des fils n'a jamais d'inconvénients et elle a de sérieux avantages.

Elle n'a pas d'inconvénients, parce que je suis certain de la qualité aseptique des fils que j'emploie. Je suis certain aussi que la manière suivant laquelle je les place fait qu'ils ne causeront d'accidents d'aucune sorte. Ainsi je les serre peu, juste ce qu'il faut pour la réunion, et je n'emploie que des points séparés, pas de surjets. Je ne trouble pas la nutrition des tissus, en entravant la circulation, je n'aurai pas de mortification même très limitée.

Mais il y a plus ; mes fils, mes gros fils de catgut contribuent certainement à la solidité de la paroi. S'ils ne s'organisent pas comme on l'a dit, ils servent de gangue pour la formation des éléments nouveaux. Ils jouent ainsi un rôle que les fils amovibles, par lesquels on s'ingénie à les remplacer, ne pourront jamais jouer. Ils s'incrustent dans les parois, s'infiltrent d'éléments jeunes et font ainsi un tout avec la paroi reformée.

L'absence d'élimination des fils, la participation à la réparation, sont des phénomènes parfaitement inconnus des auteurs qui ont employé d'autres substances.

IRRÉGULARITÉS ET DIFFICULTÉS AU COURS DE CE TEMPS DE L'OPÉRATION

Comme je l'ai dit, la consistance et les variétés des parois peuvent faire beaucoup varier la difficulté de réaliser une bonne réfection de la paroi.

Mais il y a aussi quelques conditions qui troublent l'opération.

J'ai dit comment, pour éviter les embarras de dissection,

on devait placer avec soin les grandes pinces qui manient les lambeaux après avoir indiqué les limites de l'opération. Il faut prêter grande attention à leur placement, car on peut avoir saisi quelque partie que les pinces ne doivent pas saisir et être gêné dans la mobilisation des lambeaux.

Mais cela, c'est le début de l'opération. Au cours même de l'opration et de la formation des lambeaux, il peut arriver que ceux-ci soient très mal manœuvrés par les pinces, qu'ils se déchirent. Il ne faut jamais manquer de les repérer à nouveau et *immédiatement* avec de nouvelles pinces, avec des pinces plus petites, avec mes pinces hémostatiques à pointe.

Si on tarde à faire ce repérage, on s'égare entre les plans des parois et il devient facile de faire une opération irrégulière, avec des différences d'épaisseur dans les plans résistants et par conséquent avec des insuffisances.

Il y a encore un autre inconvénient. Si la paroi s'est ainsi déchirée sur les pinces et si on n'a pas bien limité et saisi le lambeau, si on ne l'étend pas suffisamment, il est impossible de bien placer les fils, d'aller les insérer assez loin sur les plans profonds et on est exposé à faire des opérations imparfaites, précisément dans les cas où il est le plus urgent de faire des opérations étendues et bien résistantes et de prendre des points d'appui bien solides.

TROISIÈME TEMPS

TRAITEMENT DE L'ÉPIPLOON

La pénétration de l'épiploon dans les culs-de-sac formés par les collets superposés donne une figure particulière à cet organe et rend quelquefois son détachement très laborieux.

Mais, quelque aspect que présente l'épiploon ainsi altéré, dans sa partie terminale, on retrouvera à *sa partie supérieure* les conditions normales de l'épiploon. *Aussi en pratique faut-il toujours remonter jusqu'à la partie saine.*

Cela sera d'autant plus nécessaire que ce ne sera que *sur cette partie saine*, qu'il sera possible de poser les ligatures nécessaires et de procéder aux opérations d'excision de l'épiploon dont nous avons donné plus haut les principes.

Il y aura lieu d'étudier en particulier tout ce qui concerne l'épiploon. Mais il faut à propos de la hernie inguinale, rappeler que c'est dans cette hernie qu'on trouvera les masses d'épiploon les plus considérables et que l'on pourra le mieux étudier toutes les altérations de cet épiploon.

La destruction d'une masse épiploïque, adhérente ou non, doit être regardée comme une condition essentiellement favorable pour l'avenir du sujet.

L'idéal à ce point de vue se rencontre dans les cas où une résection de l'épiploon a été faite très haut et laisse un moignon d'épiploon qui est vivement attiré en haut par la rétraction de l'intestin et s'éloigne manifestement de la région inguinale.

On observe le fait surtout lorsqu'un épiploon adhérent tenait beaucoup dans la partie inférieure.

Il faut bien remarquer que si le rôle de l'épiploon dans d'autres variétés de hernie (crurale, ombilicale et éventration) n'est pas moins important, c'est dans la hernie inguinale surtout qu'on trouvera les masses les plus volumineuses et les plus transformées. C'est à propos de la hernie inguinale que j'ai fait les résections des masses les plus importantes entre 700 et 900 grammes.

Il faut remarquer aussi que dans la hernie ombilicale où des masses assez considérables ont été enlevées, l'ouverture large du ventre met toutes les parties sous les yeux, tandis que pour la hernie inguinale les parties sont attirées par un orifice relativement peu considérable et remonteront loin de la région opératoire.

Ceci rend nécessaires de grandes précautions :

L'hémostase doit être faite avec une prudence et une série de précautions que l'on ne saurait exagérer.

Il faut faire l'antisepsie de chaque moignon avec un soin extrême.

La rentrée de l'épiploon dans l'abdomen doit être faite sans force et on doit s'assurer que le glissement d'aucun fil n'a été possible.

Cette rentrée de l'épiploon dans l'abdomen est toute particulière aux hernies inguinales et crurales. Pour les autres hernies, comme pour toutes les laparotomies larges, elle ne présente pas de difficulté. Pour la hernie inguinale, il peut très bien arriver que l'épiploon ait été tellement volumineux qu'il y ait difficulté pour le refoulement dans le ventre. Bien que je professe qu'il n'y a pas d'inconvénient à ouvrir démesurément l'abdomen en haut, je ne pense pas qu'il soit utile de faire une baie excessive parce qu'on est gêné par un peu d'épiploon. Mais il faut néanmoins prendre des précautions sérieuses pour qu'il n'y ait pas de glissement de fil, pour que la tranche du moignon épiploïque ne saigne pas. Aussi je touche à ce moment toujours le moignon avec l'eau phéniquée forte et chaude, non seulement pour être tout à fait assuré de l'asepsie du moignon à laquelle je tiens par-dessus tout, mais parce que c'est un des meilleurs moyens de constater si le moignon saigne. Une tache rouge sur une surface grise se voit aisément. On ne le réduira qu'après cette vérification, et si on devait employer une force trop grande on agrandirait la plaie du plan musculo-aponévrotique en haut.

Malgré toutes ces précautions, il ne suffit pas d'avoir constaté l'absence d'hémorragie et d'avoir été avec douceur. Une fois la rentrée faite, il faut s'assurer que, dans le ventre, le moignon ne saigne pas.

Après cette rentrée je presse toujours sur l'abdomen au-dessus de la fosse iliaque; et, avec une éponge montée, j'explore l'abdomen au-dessus de l'orifice. On ne doit point trouver de sang.

S'il y en a, c'est que l'épiploon réduit saigne; et il y a lieu de l'attirer immédiatement au dehors pour corriger une ligature défectueuse. J'ai eu plusieurs occasions de réparer ainsi une imperfection qui aurait eu, sans cette prudence, quelque inconvénient grave et pouvait même causer un accident mortel.

Le traitement de l'épiploon dans la cure radicale de la hernie inguinale est aussi indispensable que pour toutes les autres variétés de hernie. Mais il est plus difficile. Il expose à des difficultés et à des complications que l'habileté du chirurgien d'une part et surtout la perfection de l'antisepsie préviendront seules.

Je conçois très bien que des chirurgiens la redoutent et estiment qu'elle complique beaucoup l'opération. Mais ils ne peuvent contester son utilité. *Ce n'est donc que la crainte de l'épiploon qui les empêche d'accomplir ce temps nécessaire.*

J'insiste beaucoup sur ce fait parce qu'il a une portée pratique considérable.

A l'heure actuelle, grâce à la diffusion de l'asepsie, grâce aussi à ce fait que la chirurgie abdominale est passée dans les mains de médecins très insuffisamment exercés aux manœuvres chirurgicales, certaines de ces manœuvres sont très imparfaitement exécutées.

Comme elles sont alors des sources fréquentes de complications on s'en défie. Ce n'est pas de la manœuvre qu'il faudrait se défier, mais de la manière dont elle est accomplie.

Beaucoup ont fait des résections épiploïques sans savoir les conditions nécessaires de ces résections.

Après de semblables accidents, on préfère supprimer la manœuvre; pourtant il est de toute évidence que son utilité est capitale. Vous aurez l'occasion de le reconnaître pour toutes les variétés de hernie, vous le reconnaîtrez plus souvent pour la hernie inguinale que pour toutes les autres.

Ne reculez donc pas devant l'extirpation de tout ce que vous pourrez réséquer d'épiploon dans les hernies inguinales, mais ne négligez aucune des précautions que je vous ai indiquées, sans lesquelles cette manœuvre devient dangereuse et même dans une certaine mesure inutile, parce que de sa perfection dépendra beaucoup la solidité définitive de l'opération.

QUELQUES CARACTÈRES DE L'ÉPIPLOON POUR LA CURE RADICALE DE LA HERNIE INGUINALE.

Je ne reprendrai pas ici ce que j'ai dit dans un chapitre consacré au traitement de l'épiploon en général et pour toutes les hernies. Je ne parlerai que du cas particulier de la hernie inguinale car certaines circonstances sont particulières à cette hernie et je ne les ai pas exposées dans le chapitre général.

La présence de l'épiploon dans une hernie inguinale peut être très simple et très facile à constater. En ces cas l'organe est si facile à reconnaître qu'il ne saurait guère y avoir causes d'erreurs. Mais il est loin d'en être toujours ainsi.

Il y a une première cause d'erreur qui peut nous tromper complètement. Avant l'opération nous avons senti une grosse tumeur avec l'empâtement caractéristique de l'épiploon. Lorsque la paroi abdominale a été fendue, il reste entre nos doigts une masse épaisse dont nous ne trouvons pas exactement les limites mais qui se confond avec la masse herniaire. Ce peut être simplement une masse épiploïque retenue par quelques adhérences. Mais il peut arriver aussi qu'il s'agisse de masses graisseuses occupant le canal et le remplissant au-devant du sac herniaire qui n'en est pas d'abord séparé. Ce n'est que par une dissection prudente qu'on reconnaît le fait et il arrive qu'après avoir ouvert le sac on ne trouve même point d'épiploon accessible.

D'autres fois on reconnaît que la masse pâteuse que l'on prenait pour l'épiploon est constituée par le gros intestin et surtout par le cæcum. Quelquefois la sensation est telle qu'elle soit tout à fait trompeuse. Ce n'est qu'un commencement de dissection qui éclairera. La présence de vaisseaux sanguins de quelque importance doit attirer toute notre attention.

Ces cas-là sont particulièrement dangereux. On croit arriver sur l'épiploon et on ouvre le gros intestin en croyant ouvrir le sac. Bien des opérateurs n'ont pas su éviter ce genre d'erreur.

On peut donc se tromper parce qu'il n'y a pas d'épiploon là où on avait cru le sentir. Mais il y a des cas dans lesquels il y avait certainement de l'épiploon, on l'avait bien constaté. On avait même constaté que cet épiploon était dur et au moment où le sac est ouvert on ne retrouve plus rien dans le sac.

Un doigt plongé dans l'abdomen permet de ramener l'épiploon et on est surpris de trouver à sa masse deux aspects très différents. Une portion basse est dure, épaisse, lardacée. A mesure que l'on remonte au-dessus de cette portion l'épiploon devient plus normal. La portion épaisse avec des noyaux durs était celle qui habitait ordinairement la hernie. C'est celle qu'on avait sentie avant l'opération. Au moment de cette opération elle est remontée dans le ventre et on a quelquefois même un peu de peine à la faire redescendre. Il arrive qu'on trouve dans cette portion altérée des kystes. J'y ai trouvé des tubercules.

Au-dessus l'épiploon est sain et c'est dans cette partie saine au point le plus élevé possible que devra se faire la résection.

D'autres fois cet épiploon remonté dans le ventre n'est pas modifié, mais il présente d'énormes dimensions en longueur.

Tout ce qui est accessible au doigt mérite donc d'être examiné et enlevé. Or ces variétés d'aspect et cette manière de l'épiploon de fuir ou de se modifier est toute particulière à la hernie inguinale. Nous le trouverons se comportant autrement dans les autres variétés de hernie.

Lorsqu'on a affaire à un épiploon franchement irréductible, les variétés d'aspect de l'épiploon ne sont pas moins remarquables. On peut constater qu'un côté seulement de la masse est adhérente. On peut la trouver seulement fixée par une bride. On peut la trouver si bien fixée et fondue avec la paroi du sac péritonéal qu'il n'y ait pas de séparation possible et si le sac est irrégulier, s'il forme des diverticules ou s'il a des collets multiples, l'épiploon peut partout prendre des adhérences intimes tandis que dans la partie centrale on trouve des masses un peu plus libres et plus lisses au milieu desquelles on peut retrouver des anses intestinales.

Je ne puis terminer ce chapitre sans faire remarquer pour n'y plus revenir, que ces sujets que depuis trente ans j'ai pu suivre après des résections épiploïques ne m'ont pas fourni un seul cas d'incident ou d'accident. La suppression de l'épiploon s'est toujours montrée sans inconvénient.

FIN DE L'OPÉRATION

Une fois la suture de la paroi fibro-musculaire terminée toutes les particularités propres à l'opération, différentes des autres opérations, sont terminées. Toutefois la fermeture définitive de la plaie, si elle n'offre pas d'indications bien spéciales, mérite néanmoins d'être faite avec un soin scrupuleux et suivant certaines conditions régulières, de façon à donner des résultats très exacts.

Tout d'abord l'imprégnation de chacun des plans est faite avec de l'eau phéniquée *forte et chaude* (5 0/0) et cela fort minutieusement.

Au cours même de ces lavages peu abondants mais très exactement faits, les parties périphériques de la peau sont bien nettoyées. Cela est indispensable parce que, de sa nature, la région est malpropre. Quel que soit le soin apporté au nettoyage, si on ne le perfectionne par l'acide phénique on est exposé à ce qu'il soit insuffisant.

Au moment même où ce lavage est exécuté, je fais une hémostase extrêmement attentive. Je n'enlève pas une seule pince hémostatique mise en place sans la remplacer par une ligature.

J'agis ainsi, comme je draine avec soin, parce que je suis convaincu par mon expérience que les belles réunions, solides, sans aucun manque, sont celles que ne trouble aucun épanchement sanguin.

Il ne suffit pas que la réunion par première intention soit obtenue. Il faut qu'elle soit *obtenue sans retard et sans accumulation de sang interposé.*

L'organisation du caillot sanguin est sans doute une réalité. Mais elle jette un trouble dans la perfection de la réparation par juxtaposition directe des parties.

Je tiens pour certain que des réunions qui ont paru satisfaisantes peu après une opération ont été suivies à courte échéance de récidive parce que la réunion primitive faite sans drainage n'avait pas présenté les conditions de solidité parfaite et permanente qu'il faut exiger après ces opérations.

La région est close par une série de sutures de crins de Florence placées, comme je le fais toujours, un point plus profond alternant avec un point tout à fait superficiel. Je place ainsi une série de points séparés et j'estime que j'obtiens le meilleur mode de réunion possible.

Lorsque j'ai fait cette suture superficielle, je place debout, à l'*angle supérieur* de la plaie, un drain relativement assez gros.

On pourrait sans doute ne pas drainer. Je l'ai fait un bon nombre de fois: la chose est possible et très facile. Elle n'est pas fameuse.

Je crois le drainage utile à la constitution *de la cicatrice* la plus *régulière* et la plus *solide* possible au niveau des parois croisées. Il me paraît, dans mon opération, tout particulièrement indispensable parce que je fais des décollements infiniment plus considérables que ceux faits par d'autres auteurs.

Cherchant à accoler des surfaces plutôt que des lignes, je mets à nu en-dessus et en-dessous de véritables plans de sécrétion séreuse et hémorragique. J'obtiendrai de la sorte une solidité cicatricielle que les autres procédés n'obtiendront pas. Mais aussi je dois compter avec la possibilité d'un épanchement secondaire.

Grâce sans doute au drainage, je ne constate pas ces épanchements.

Tandis que je vois par les observations des autres chirurgiens que les décollements secondaires, que l'œdème des bourses, que l'hématome du cordon sont choses communes, je puis

dire que je n'obtiens jamais rien de semblable ou plutôt l'extrême rareté des accidents de cet ordre fait qu'en réalité je
n'ai jamais à compter avec eux.

Il y a une autre raison pour laquelle je n'ai pas de ces épanchements secondaires, cette raison vous la trouverez dans le
pansement.

Je tiens à bien spécifier ce rôle du drainage au cours de la
cure radicale de la hernie, car on se méprend souvent sur ce
rôle. Beaucoup de chirurgiens qui ne connaissent guère la
question de la chirurgie antiseptique imaginent que l'on draine
parce qu'on ne peut faire autrement à cause des écoulements
séreux que provoquent les attouchements antiseptiques. C'est
une erreur que la moindre observation directe suffirait à faire
reconnaître. Il est facile et même plus facile avec l'antisepsie
qu'avec l'asepsie de se passer de drainage. Je pourrais citer
un nombre considérable d'opérations pour lesquelles systématiquement je ne draine pas tandis que des chirurgiens aseptiques estiment qu'il faut drainer. Mais le drainage me paraît
capital pour une réunion solide, irréprochable dans le cas
particulier ; et, grâce à l'antisepsie, je draine sans aucune
chance d'infection secondaire comme celle à laquelle expose
toujours le drainage sous un pansement simplement aseptique, tandis que je laisse le mien à volonté pour des périodes
de temps considérables sans m'exposer à aucune infection.

X

INCIDENTS OPÉRATOIRES. — INFILTRATION DE GRAISSE. — DIFFICULTÉS POUR PÉNÉTRER LE CANAL. — DÉCHIRURE DE LA PAROI A COTÉ DES PINCES. — DÉCHIRURES DU SAC. — ADHÉRENCES DU CORDON, DE L'ÉPIPLOON, DE L'INTESTIN.

J'ai donné la marche régulière d'une opération. Mais il ne faut pas se dissimuler que nombre d'incidents peuvent survenir qui demanderont une réelle initiative de la part de l'opérateur sans qu'il soit bien justifié à dire pour cela qu'il a inventé une nouvelle opération.

On peut considérer comme l'une des difficultés les plus communes la présence exagérée de la graisse dans la région herniaire. C'est la cause de grandes difficultés d'abord pour l'établissement des repères. En second lieu, là où la graisse est abondante, les parties sont plus friables et se déchirent plus facilement. Enfin la graisse est le véritable ennemi pour le hernieux. Il faut la détruire, la supprimer le plus possible si on veut faire la place nette pour avoir un très bon accolement des parties.

Du fait de la graisse vous pouvez prévoir des difficultés de toutes sortes et vous devez redoubler de précautions pour éviter de vous égarer et pour aller jusqu'au bout de votre opération afin de la faire réellement utile. On conçoit aisément que si on agit avec quelque brutalité au lieu de s'avancer prudemment, il est impossible de se débarrasser de cette graisse qui fuit sous les doigts. Il faut donc mettre une véritable patience à l'enlever progressivement.

La friabilité des parois caractérise habituellement la présence de la graisse et il faut prendre garde en ces cas de déchirer avec les pinces les parois comme nous l'avons déjà indiqué. Si cette déchirure survient, il faut placer de nouvelles pinces en repère, sous peine de s'égarer et de ne plus retrouver à la fin de l'opération des lambeaux assez bien formés pour les accoler utilement.

J'ai dit déjà que si le sac est petit, la recherche peut en être très difficile. Il a pu arriver qu'on ne l'ait pas trouvé du tout. C'est un fait que j'ai constaté plusieurs fois et bien constaté car j'ai trouvé le sac que d'autres opérateurs avaient cherché en vain.

On conçoit aisément que si les conditions difficiles se combinent, si la graisse, la friabilité du sac et sa petitesse se réunissent sur un sujet, l'opération devienne de plus en plus difficile. C'est alors que la recherche du sac devient infiniment laborieuse. Je pense qu'en ces cas on peut toujours venir à bout de l'opération en ne quittant pas ses repères. Or les meilleurs repères sont la partie supérieure du canal inguinal et le canal déférent. En se guidant sur le canal déférent à la partie supérieure du canal inguinal, on trouvera toujours le sac s'il existe et on ne courra aucun risque de s'égarer.

La déchirure du sac au moment où vous l'avez bien répérée est un incident fort ennuyeux.

C'est ce fait qui m'a amené d'abord à renoncer aux tractions énergiques qui, lors de mes premières opérations, était un temps nécessaire de mon intervention.

Si l'incident survient, il faut aussitôt saisir le péritoine largement au-dessus du point déchiré et le tenir bien répéré et diminuer les tractions. Il ne faudrait pas hésiter, en cas de difficultés, à inciser largement la paroi abdominale pour reprendre le péritcine en un point plus élevé.

Je n'ai jamais vu un inconvénient à exagérer cette incision

en haut. Les parois pour lesquelles je l'ai faite sont restées
particulièrement solides.

Il faut noter en effet que la tendance à la récidive après
mes opérations ne pourrait se faire à la partie supérieure de
l'incision.

C'est là en effet que le croisement de parois est à son maximum. C'est là que la résistance doit être au maximum. En
aucune des circonstances dans lesquelles les nécessités opératoires m'ont amené à inciser la paroi abdominale bien loin
au-dessus du canal inguinal, je n'ai vu en ce point un signe
de faiblesse quelconque de la paroi. Il n'y a donc aucune raison même dans les cas ordinaires de mettre une timidité quelconque dans l'exécution de cette partie supérieure de l'incision.

N'hésitez pas du reste à vous donner ce jour à la partie
supérieure de l'incision toutes les fois que les difficultés, particulières aux cas opérés, vont vous créer des embarras exceptionnels. Or, si des masses graisseuses sans formes ou sous
formes de hernie graisseuse, ou sous la forme pédiculée avec
une friabilité exceptionnelle des parois peuvent rendre votre
tâche difficile, il y a des cas plus complexes encore dans lesquels, sans un jour très large, vous ne viendrez pas à bout
d'opérations devenant de plus en plus embarrassantes.

ADHÉRENCES DE L'INTESTIN ET DE L'ÉPIPLOON

Supposez en effet, comme le cas est fréquent, une hernie
plus ou moins volumineuse dont les parois ont été assez solides pour vous permettre de vous bien guider. L'ouverture du
sac faite, vous pouvez trouver des adhérences de l'intestin,
des adhérences de l'épiploon ; vous pouvez trouver des hernies
qui n'ont qu'un demi-sac ou qui n'ont pas de sac.

Si là vous opériez au fond d'un puits, vous auriez toutes
chances de ne faire qu'une opération imparfaite. Vous au

aussi toutes chances de subir des accidents plus ou moins nombreux et graves. Dans la hernie inguinale les adhéren ces intestinales sont rarement aussi le fait de l'intestin directement comme celles que l'on trouve dans la hernie crurale. Pourtant il arrive que l'on en trouve.

Le plus souvent les adhérences sont le fait de l'épiploon plutôt que de l'intestin. Bien que l'intestin y soit intéressé, c'est l'épiploon qui fait la fusion des anses intestinales, et la séparation peut toujours être effectuée en coupant sur l'épiploon plutôt que sur l'intestin. L'épiploon lui-même subit d'extraordinaires transformations et telles qu'il est méconnaissable jusqu'à une grande hauteur.

Grâce seulement à un champ largement ouvert, il sera possible de parvenir sans trop de peine et sans danger jusqu'aux parties supérieures au niveau desquelles on retrouve l'épiploon normal et sain auquel il faut à tout prix parvenir.

Si on a affaire seulement à des adhérences épiploïques, aux fusions de cet organe avec la paroi du sac, en remontant hardiment très haut, on donnera une fin facile à l'opération par la résection épiploïque en tissus sains à laquelle j'ai consacré un chapitre en entier.

Si les adhérences épiploïques sont plus ou moins combinées avec des adhérences intestinales, l'opération sera beaucoup plus laborieuse et demandera un soin extrême. Suivant la consistance des adhérences, suivant leurs relations avec l'intestin, les dissections seront plus ou moins laborieuses.

Mais je ne saurais mentionner ce cas difficile sans rappeler que la dissection des adhérences intestinales épaisses, solides et très vasculaires, peut se faire au bistouri ou aux ciseaux. Les surfaces saignantes seront très heureusement traitées par des applications superficielles mais très larges du thermocautère.

On doit savoir que ces applications faites par un chirurgien réellement antiseptique n'entraînent ni complications, ni adhérences.

On peut même pratiquer la dissection de ces adhérences directement avec le couteau du thermocautère dont on ne saurait trop s'entraîner à bien manier l'extrémité.

Je puis dire qu'avec un champ bien protégé, avec une dissection bien méthodique on peut ainsi exécuter des opérations d'une complexité extrême avec des suites très simples.

Mais il y a un cas encore dans lequel cet accès large du contenu herniaire est plus nécessaire encore. Ce sont ces cas que l'on considère souvent comme dus à des adhérences intestinales et qui ne sont que des cas de hernie sans sac du gros intestin, ou, ce qui est plus fréquent et plus dangereux encore, de demi-sac séreux accompagnant un gros intestin au-devant duquel ce demi-sac séreux se trouve le plus souvent.

Avec la paroi abdominale bien fendue, on ne se trompera guère pour ces cas. Entre les doigts on sent un sac, une masse un peu plus épaisse que de coutume. Quelquefois cette sensation particulière n'existe pas. Mais ce qui existe toujours, c'est la vascularisation extraordinaire des parties que l'on prend pour le sac. Cette vascularisation doit toujours attirer l'attention de l'opérateur et le faire songer à un gros intestin sans sac, car le vrai sac péritonéal est toujours peu vasculaire.

Il faut alors immédiatement chercher le sac en bas au lieu de le chercher en haut selon ma rubrique habituelle.

En somme, en étant très prudent et en agissant sans excès de vitesse, on réussira à éviter en ces cas l'ouverture du gros intestin que certains auteurs, pour se consoler sans doute de l'avoir faite, ont considérée comme inévitable.

Non seulement j'ai lu le récit de ceux qui ont raconté leur aventure. Mais j'ai vu pratiquer cette incision accidentelle de l'intestin par des opérateurs qui ne m'avaient pas suffisamment suivi dans mes préceptes.

Je ne voudrais à ce propos faire plus qu'énumérer certaines difficultés principales, l'histoire de certains cas particuliers méritant d'être faite en d'autres publications.

Toutefois je ne saurais terminer cette énumération sans rappeler la hernie de la vessie.

Elle se présente le plus souvent inopinément, le cas très rare des hernies de vessie diagnostiquées à l'avance avant l'opération ne pouvant entrer en ligne de compte.

Mais s'il est difficile de prévoir par ses symptômes une hernie de vessie, on doit, *au cours d'une opération*, la soupçonner et la reconnaître nettement à *une consistance pâteuse* aussitôt qu'elle est découverte.

A la *graisse jaunâtre* qui l'enveloppe et sur laquelle j'ai le premier attiré l'attention.

A sa *réductibilité vers la branche du pubis.*

A la *possibilité de sentir à travers sa paroi un cathéter* introduit dans la vessie.

J'ai pu ainsi, au cours d'opérations, reconnaître des hernies de vessie que j'aurais infailliblement méconnues au début de ma pratique. J'ai pu ainsi éviter des ouvertures de vessie inutiles quoique je puisse dire que, dans les cas où j'ai ouvert des hernies de vessie involontairement ou volontairement, j'ai toujours obtenu un résultat des plus satisfaisants.

On a dit que la vessie pouvait, en tous cas de hernie, être attirée dans la plaie opératoire et que la hernie de vessie n'avait pas d'existence propre. Je ne le crois pas, d'après les faits que j'ai observés et ceux dans lesquels j'ai su que des opérateurs avaient blessé la vessie.

Dans les cas que j'ai pu étudier, il s'agissait toujours de vessies difformes, de saillies herniaires anormales. La fréquence des accidents dus à certains opérateurs me paraît due à ces séries que l'on rencontre de temps en temps et qui sont bien faites pour surprendre ceux qui ne sont pas accoutumés aux surprises d'une grande pratique.

Pour la hernie en particulier, à cause de son polymorphisme nous devons nous attendre à toutes les irrégularités, à toutes les surprises et à de nombreuses difficultés impossibles à prévoir absolument.

Je rappelle ces faits et j'indique rapidement ces difficultés parce que j'estime que l'on fait en général bon marché des difficultés de la cure radicale de la hernie.

Pourtant toutes les fois qu'on veut la réaliser bien et complètement elle est difficile.

Mais en certaines circonstances elle peut compter parmi les opérations les plus délicates et les plus difficiles.

Si beaucoup d'opérateurs ne connaissent pas ces difficultés, c'est que leurs opérations sont si incomplètes qu'ils ne les rencontrent guère. Suivant une expression qui m'est familière ils se contentent *de moucher la hernie.*

Mais toutes les fois qu'ils vont assez avant dans l'abdomen pour assurer la solidité définitive et la suppression complète de la difformité, ils sont exposés à des difficultés qu'il es sage de prévoir pour les surmonter.

XI

PANSEMENT ET SOINS POST-OPÉRATOIRES

Un pansement très attentif me paraît aussi indispensable que la bonne terminaison de l'opération et de la suture (1).

Je crois en effet que ces sortes d'opérations sont fort exposées à de petits accrocs secondaires, si j'en juge par les statistiques des auteurs qui accusent jusqu'à 25 0/0 de suppurations secondaires. Je pense donc qu'un bon pansement bien protecteur et bien antiseptique est chose indispensable.

Aussi je répète sur mes opérés le pansement type que j'applique à la généralité des cas chirurgicaux :

Petit carré de gaze iodoformée très peu chargée ;

Sachets antiseptiques de ma poudre ;

Ouate de tourbe largement appliquée ;

Ouate de tourbe autour des deux cuisses et sur le périnée.

Je ferai remarquer que je place un pansement, dépassant toujours très largement le champ opératoire.

Je le constitue par des substances élastiques très abondantes. Au niveau de la région opératoire j'ajoute, au-dessous des bandes qui l'enserrent, des compresses en pile, de façon à déterminer une compression bien régulière.

1. Je donne ici les indications indispensables relatives à ma pratique. Toutefois ce chapitre est nécessairement limité et comme j'estime que la sécurité de l'opération de la cure radicale n'est réalisée que par une bonne pratique antiseptique je renvoie le lecteur à mon dernier livre, *Pratique de la chirurgie antiseptique.* Paris, G. Steinheil, 1908.

Je ferai remarquer qu'au moment où j'ai appliqué ce pansement, je n'ai fait aucun de ces lavages abondants que font la plupart des opérateurs.

La peau est absolument aseptique par suite des imprégnations phéniquées. Les liquides même épanchés à sa surface comme le sang ne sont exposés à aucune altération.

Aussi j'essuie grossièrement la région avec une compresse humide d'eau phéniquée et je n'ai aucune préoccupation d'un incident qui amènerait une infection. Le pansement restera en place peu de jours ou plusieurs jours. Il n'y a aucune raison pour qu'il soit le siège de phénomènes septiques, c'est-à-dire de fermentations qui puissent engendrer de la suppuration.

Si je n'attache pour le pansement aucune importance aux exagérations de lavages actuels, en revanche j'attache beaucoup d'importance à ce que ce pansement soit absolument fermé à tout accès nocif de l'air.

Si on avait toujours affaire à des sujets raisonnables cela serait très facile à obtenir. Mais, pour beaucoup de sujets, hospitaliers ou non, il faut être en défiance.

J'ai vu des suppurations inexpliquées d'abord et très facilement justifiées par l'imprudence du sujet qui fouille avec ses mains sous un pansement pour se gratter.

Aussi je ne me contente pas de faire ce pansement très étendu, mais je prends la précaution de coller en dehors et en bas vers la cuisse le fragment de gaze iodoformée qui est appliqué directement sur la plaie et en constitue le véritable protecteur.

Je colle habituellement avec de la kolassine (sorte de collodion à l'acétone) qui me rend de très grands services en beaucoup de pansements. Même en cas de déplacement du pansement par la malade, la protection en est assez bien assurée de cette façon.

Le pansement est laissé en place pendant sept à huit jours.

Sans doute il y aurait avantage à le défaire pour enlever

le drain au bout de deux jours. Mais laisser le pansement huit jours a l'avantage de ne pas fatiguer le malade et de ne découvrir la région que quand elle est à peu près définitivement cicatrisée. Aussi, sauf exception, ne faisons-nous guère le pansement avant une semaine.

Le deuxième pansement (premier après l'opération) est fait avec toutes les précautions que nous prenons pour nos pansements antiseptiques. Nous regrettons à l'hôpital que la disparition des pulvérisateurs ne permette plus de les faire avec les précautions périphériques d'autrefois. Mais nous recommandons de les faire *sans laver* et sans *contaminer la voie* du tube à drainage.

S'il y avait quelque accroc dans la réparation, il suffirait *d'humecter* légèrement avec l'eau phéniquée forte ou l'eau oxygénée qui rend de précieux services.

Le deuxième pansement est renouvelé comme le premier pansement. Cependant lors du premier pansement d'ordinaire nous prenons les deux membres dans un spica double de façon à bien nous assurer contre les mouvements et contre tous les grattages possibles du sujet.

Ordinairement au second pansement nous ne prenons qu'une cuisse dans ce pansement (spica simple) et le sujet commence à jouir d'un peu de liberté.

Troisième pansement. — Celui-ci aura lieu d'ordinaire encore une semaine après le premier.

Toutefois on peut avoir des raisons pour varier cette date.

En tous cas, le plus habituellement, le sujet, qui n'a plus de drain depuis le premier pansement, est virtuellement guéri. Ordinairement ce troisième pansement sera fait avec quelque substance anodine, pommade ou poudre, car il n'y a plus de plaie et il n'y a plus qu'une cicatrice jeune à protéger contre l'invasion intempestive de quelque matière septique qui pourrait contaminer la région et altérer une cicatrice jeune.

A ce moment peuvent se produire des incidents qui sont dus à quelque faute de technique du pansement.

Ces incidents sont pour nous si rares qu'ils sont difficiles à chiffrer.

Si une tendance à la suppuration se produisait, le mieux est d'imprégner légèrement la région opératoire avec la solution phéniquée forte. Cela suffit en général à arrêter tout incident septique.

On peut employer dans le même but de l'eau oxygénée. Celle-ci est même d'une activité très certaine pour toutes ces invasions. Mais je ferai remarquer que l'eau oxygénée est très redoutable pour les éléments anatomiques jeunes, et que là où l'eau phéniquée forte n'a aucune action dangereuse, l'eau oxygénée peut, d'un coup, détruire toute une ligne de réunion.

J'ajoute que cette action serait particulièrement redoutable si la région avait été tourmentée, malaxée, comprimée sous prétexte d'évacuer des liquides accumulés.

Il suffit d'un semblable traumatisme pour troubler une réunion qui ne demandait qu'à s'accomplir régulièrement.

La réunion se fait si vite et si complète, même pour d'immenses plaies opératoires, que dès le troisième ou le quatrième jour il serait facile de laisser lever beaucoup de sujets.

Mais c'est là que doit intervenir une notion capitale.

Je laisse mes opérés étendus dans la position horizontale pour trois semaines.

Sans doute c'est un laps de temps bien court pour donner toute sécurité en faveur d'une réunion parfaite des grandes surfaces. Mais, comme il est impossible d'assurer à un opéré qui se porte bien ,une immobilité pendant une période de temps exagérée, je considère ces trois semaines comme un minimum indispensable.

Je rappelle que j'ai vu des éventrations après des opérations abdominales pour lesquelles le lever très rapide avait été à coup sûr un élément de production et j'inspire à mes opérés cette pensée que ces trois semaines sont un minimum fatidique.

En autorisant un lever plus rapide, il est évident que l'on donne au client une satisfaction dont il vous sait gré. Mais je suis convaincu que c'est aux dépens de l'avenir et je ne le permets pas.

THÉRAPEUTIQUE ET SOINS POST-OPÉRATOIRES

La thérapeutique proprement dite a peu de place dans l'opération de la cure radicale. Toutefois il y a quelques précautions qui méritent d'être signalées et jouent un rôle pour la sécurité du sujet et la solidité de l'opération.

Comme préparation peu de chose.

Toutefois je veux que le sujet soit purgé au moins une fois l'avant-veille de l'opération.

S'il est à votre disposition, il est mieux encore de le purger une fois quelques jours auparavant, puis une fois l'avant-veille.

On ne sait pas assez, en général, de quels encombrements les sujets les mieux portants en apparence sont susceptibles et quel rôle capital ces encombrements jouent dans le développement des maladies inflammatoires. Chez le sujet dont le système intestino-abdominal va être touché par l'opération ces chances d'encombrement sont encore plus intéressantes. J'attache une grande importance à cette préparation.

En revanche, je ne fais pas baigner le sujet les jours précédents. Je crois, d'une part, qu'il faut lui éviter les chances les plus ordinaires des refroidissements et des congestions pulmonaires, et, d'autre part, que ce bain est absolument inutile pour l'asepsie de la région. Les moyens d'antisepsie que j'emploie me dispensent de toutes les précautions qui sont de mode pour cela.

Quant aux soins post-opératoires proprement dits, ils seront très peu importants car les opérations même énormes que j'ai faites pour la cure radicale de la hernie donnent peu de réaction quand elles ont été ainsi très simplement préparées.

La douleur est peu marquée. Toutefois on en observe quelquefois au premier jour et quelquefois un peu d'insomnie.

Au cours du premier jour, *aucune boisson*, pour éviter au tant que possible les vomissements chloroformiques.

S'il y a douleur, injection de morphine la plus minime possible (un quart ou un demi-centigramme, deux, trois ou quatre fois suivant les besoins).

Dès le lendemain purgation saline.

Non seulement on coupe ainsi court au vomissement chloroformique, mais on liquide aussitôt la question de l'obstruction intestinale possible. J'ai regretté en certaines circonstances de ne l'avoir pas fait.

Il s'ensuit très rapidement un bien-être extrême pour le sujet. Dans certains cas il faut même aider à cette première purgation par un lavement. Les gaz et les matières ayant été expulsés, le plus souvent le sujet est transformé.

Tant que durera le séjour au lit, j'aurai recours volontiers à la purgation, qui assure le bien-être du sujet et la disparition de la tension abdominale qui a des inconvénients multiples.

Chaque jour un lavement, tant que le sujet séjourne au lit.

Bien entendu pour le premier jour le sujet ne recevra aucune nourriture ni solide, ni liquide. Les boissons à lui donner ne seront pas des boissons alimentaires.

Dans les jours qui suivent je maintiens la diète, comme je le fais pour toutes mes opérations, pour la période qui correspond à l'excès de l'excrétion de l'urée, c'est-à-dire entre cinq et huit jours. C'est là une des meilleures garanties de la marche régulière des suites.

La diète est à peu près absolue pour cette période.

Elle sera relative pendant tout le temps que je garderai le

sujet au lit. Il faut donner à manger le moins possible aux opérés.

Non seulement les conditions de la réparation en général sont favorisées par cette diète, mais l'absence de toute tension abdominale est une condition de perfection de la réparation particulière aux opérations de cure radicale.

Je ferai remarquer que ces précautions, qui peuvent paraître sans importance, sont très intéressantes pour le sujet. Quand il a été ainsi traité, on ne voit jamais ces poussées d'embarras gastrique qui sont si communes chez les opérés que l'on alimente.

J'ai vu cet embarras gastrique d'une extrême fréquence chez les opérés que l'on alimente rapidement. Le chirurgien surpris par cet embarras, le malaise ou la fièvre, les attribue au chloroforme, à la fatigue subie par le sujet, aux visites. En réalité, c'est l'alimentation rapide et exagérée qui en est l'origine, et il était bien facile de l'éviter.

Les anciens chirurgiens connaissaient bien l'importance de la diète et même de la saignée chez les opérés. Les modernes ont imaginé qu'en agissant au contraire de leur pratique ils répondraient à un besoin d'alimentation. L'expérience nous montre chaque jour que ce besoin n'existe pas chez l'opéré qui élimine avant de réparer et ne s'alimentera que dans de meilleures conditions après la diète nécessaire.

SOINS NÉCESSITÉS PAR CERTAINS ÉTATS PARTICULIERS APRÈS L'OPÉRATION

Certains malaises et certaines complications sont spéciaux à cette opération et on peut les éviter ou les atténuer par une médication bien conduite.

Il y a peu de douleur après l'opération. Toutefois, si de grandes résections épiploïques ont été faites, il arrive que l'opéré sente une barre qui *lui coupe l'abdomen*. Cette sensation est accompagnée d'un phénomène d'étouffement plus ou moins accentué. On y remédiera par l'administration immédiate d'une injection de morphine d'un quart de centigramme, sauf à en renouveler la même dose deux heures plus tard.

Ordinairement, le soulagement est immédiat. Le sujet qui en avait été impressionné a besoin d'être rassuré sur son peu de signification ou du moins sur ce que c'est un phénomène prévu.

Dès le lendemain, du reste, lorsque l'intestin aura été évacué par le purgatif, toute douleur de cette sorte aura disparu.

Je pense que la tension de l'intestin qui tire sur de grands moignons épiploïques est l'origine de ce phénomène qui disparaît aussitôt que la circulation intestinale a repris son cours bien normal.

Vomissements. → Les vomissements qui sont communs après toutes les opérations faites sous l'anesthésie du chloroforme, de l'éther et de la plupart des anesthésiques paraissent un peu plus communs pour les opérations de hernies que pour d'autres opérations.

Ils doivent attirer votre attention d'une façon plus vive encore que pour les autres opérations, parce que, sans que celle que vous venez de faire, bien accomplie, expose beaucoup aux obstructions intestinales secondaires, il faut toujours les avoir présentes à l'esprit.

Ce sont sans doute des cas très rares. Mais pour toutes les vieilles hernies en particulier elles peuvent survenir.

Au début de ma pratique j'ai vu un de ces cas dans lequel l'aide chargé de surveiller le sujet ne m'avertit pas de la persistance des vomissements et l'opéré, sans que je l'aie revu, périt d'obstruction intestinale.

Dès cette époque j'ai pris l'habitude de purger tous les sujets le lendemain de l'opération et tout en me mettant à l'abri de la préoccupation de l'étranglement, de l'obstruction intestinale, j'ai trouvé l'avantage de couper ainsi les vomissements très rapidement. En effet, j'avais fait connaître à propos de bien d'autres opérations abdominales l'influence heureuse que le purgatif a sur le sujet qui vient d'être opéré, alors que la plupart des chirurgiens redoutaient encore cette purgation.

SOINS DESTINÉS A PRÉVENIR LA CONGESTION PULMONAIRE

J'ai indiqué que le danger capital de la cure radicale de la hernie abdominale est la congestion pulmonaire. Sans qu'il soit jusqu'ici facile d'en donner une explication théorique, c'est un fait clinique que l'expérience rend incontestable.

Sans doute chez une femme volumineuse, obèse, en proie à un emphysème ancien et atteinte de hernie ombilicale, la chose paraîtrait assez naturelle. Mais ce qui est très spécial, c'est que cette congestion se développe tout particulièrement à la suite de la cure radicale de la hernie inguinale et même chez des sujets relativement jeunes, même chez des sujets qui ne paraissaient pas prédisposés. Il ne faut pas méconnaître qu'elle est plus probable et plus redoutable chez des tousseurs avérés, chez des gens âgés. Il faut donc surtout chez eux la prévoir et la redouter. Mais il faut être prêt à la combattre chez tous.

Pour la *prévenir*, je n'opère qu'un sujet qui a été, par une ou plusieurs purgations, mis en bonne condition.

Puis, au moindre signe d'étouffement, de gêne respiratoire, soixante ou quatre-vingts ventouses sèches sont posées sur la poitrine.

Dans ces cas, le sujet est mis en son lit dans une position qui lui maintient la tête plus élevée.

A propos de cette congestion pulmonaire qui menace ne négligez pas la position.

Il est bien constant qu'après une opération on laisse volontiers les sujets sur le dos. Cela n'a pas grande importance pour les jeunes, mais pour les sujets relativement âgés, c'est une mauvaise condition pour une bonne respiration.

Aussi, toutes les fois que vous craignez la congestion pulmonaire, aussitôt que votre opéré n'est plus sous l'influence du chloroforme, relevez-le notablement avec des oreillers, pour que la respiration soit plus facile.

Cela aura le grand avantage de soulager le sujet et de vous faire reconnaître plus vite la part que la congestion pulmonaire peut prendre réellement à son malaise.

Si vous voyez en effet que ce malaise persiste, malgré le relèvement de la tête en bonne position, faites mettre immédiatement un bon nombre de ventouses sur la poitrine.

N'hésitez jamais pour cette manœuvre très inoffensive et qui vaut mieux que bien des médicaments qui seraient du reste difficilement applicables chez des sujets qui vomissent.

Si la gêne de la respiration est accentuée, je compte beaucoup sur la purgation que je donne toujours le lendemain et qui va dégager vivement les poumons qui s'engorgent.

Elle amènera une dérivation favorable à la congestion pulmonaire.

A ce point de vue, cette purgation immédiate est très importante, et j'ai connu des cas dans lesquels il est infiniment probable que la mort eût été évitée si on y avait eu recours. Mais la poussée congestive n'est pas toujours du premier jour, et il peut arriver qu'elle soit beaucoup plus tardive. Il faut alors recourir à nouveau à la purgation.

Cela n'empêchera pas de revenir matin et soir à l'application de ventouses sèches, jusqu'à ce que tout phénomène menaçant soit tout à fait passé.

Il ne faut pas oublier en effet que le retour offensif de cette congestion pulmonaire est à craindre.

ÉLÉVATION DE LA TEMPÉRATURE

La surveillance de la température est indispensable, précisément à cause de ces congestions pulmonaires primitives et secondaires.

En réalité, il ne doit pas y avoir d'élévation de température.

Toutefois on en rencontre quelquefois. Elle peut être liée à la congestion pulmonaire, mais elle peut aussi avoir une origine infiniment plus simple *dans la constipation.*

Même chez des sujets bien surveillés, purgés rapidement, qui semblaient avoir été soignés le mieux possible, j'ai vu des élévations de température inexplicables.

Parfaitement assuré de mon antisepsie, je n'ai même pas examiné la plaie, j'ai fait purger le sujet et en quelques heures toute élévation avait disparu.

C'est un fait commun chez tous les opérés, et dont on ne tient pas assez de compte. Il paraît plus fréquent et plus vite accompagné de malaises chez les hernieux. Je crois bien que chez eux les phénomènes de paresse intestinale sont plus communs, les accumulations fécales plus habituelles, et on ne saurait rien exagérer en attirant constamment l'attention de l'opérateur de cure radicale sur ce point particulier.

XIII

SOINS ÉLOIGNÉS APRÈS L'OPÉRATION

Il est regrettable que trop habituellement l'on perde de vue les opérés de cure radicale. On a de très bons conseils à leur donner et ces conseils sont souvent assez différents de ceux que quelques-uns croient utile de leur donner en se basant sur certaines observations ou sur certains préjugés dont ils n'ont pu contrôler la valeur.

D'abord, après l'opération de la cure radicale normale non seulement je ne conseille pas à mes opérés de porter *des bandages, mais je le leur défends* (1).

Un bandage qui presse sur une paroi abdominale tendue a chances de l'user et non de la fortifier.

Aussi, je ne conseille de bandages que dans des cas extrêmement rares dans lesquels la cure radicale à proprement parler *n'a pu être exécutée*.

Tels sont certains cas de hernie du gros intestin dans lesquels il est impossible d'atteindre la partie supérieure de l'infundibulum séreux ou plutôt de le faire disparaître. Tels sont certains cas d'effondrement extrême de la paroi abdominale, qui ne peuvent plus supporter de consolidation, comme j'en ai observé des cas chez des sujets ayant subi antérieurement de mauvaises opérations avec suppuration.

1. Voir Lucas-Championnière. *Hernies. Hygiène et thérapeutique,* 1904, vol. 350 pages.

Mais ces cas sont si rares que l'on en peut dire qu'ils n'ont rien à voir avec la pratique habituelle d'une bonne cure radicale. En principe *je ne conseille pas de bandage.*

Pendant une période assez longue, j'avais imaginé une ceinture protectrice qui consistait en une ceinture sans ressort et une pelote large que l'opéré mettait *bien au-dessus de la région opérée.*

Cette pelote devait, pendant les six premiers mois, soutenir l'effort des viscères sur la paroi abdominale et l'empêcher d'agir *au-dessous de son niveau* dans la région opératoire.

Je pense que cette ceinture rendait de véritables services. Mais son rôle fut si mal interprété que j'y ai renoncé depuis longtemps.

D'une part les critiques prenaient acte de l'utilisation de cet instrument pour affirmer que je conseillais le *bandage* après opération de la cure radicale. D'autre part, en outre, j'avais beau défendre au sujet de l'appliquer sur la région cicatricielle de l'opération, je le retrouvais 99 fois sur 100 comprimant et irritant la région opératoire. J'ai renoncé à cet appareil, comme en pratique on arrive quelquefois à renoncer à de bonnes choses, comme j'ai renoncé à l'usage du pulvérisateur et à quelques précautions antiseptiques sur lesquelles j'ai dû céder pour ne pas avoir entre ma pratique et la pratique commune des divergences telles qu'aucun aide ne pût cadrer avec moi ou qu'aucun médecin ne se souciât d'exécuter les parties d'un programme qui lui paraissait trop compliqué.

En effet pour bien faire, il ne faut pas que le médecin perde de vue l'opéré de hernie.

RÉGIME

Le régime un peu sévère dont je parlais plus haut devra être continué. Sinon un sujet mis à la diète et au repos pendant quelque temps, auquel on concède un régime alimentaire un

peu large au moment de sa convalescence,va engraisser rapidement. Or, *rien n'est plus redoutable que cet engraissement*.

J'ai vu cet engraissement causer la récidive rapide dans
des cas où il semblait bien que toutes ces chances de succès
fussent assurées.

Donc, régime modéré, sinon sévère. Boissons rares aux
repas, abondantes plusieurs heures après ceux-ci.

Mais surtout, aussitôt que le sujet est debout, *une certaine
activité* lui est nécessaire.

Il devra éviter tous les à-coups et tous les exercices violents.

Je demande ordinairement aux cavaliers de ne pas monter à
cheval avant six mois.

Je demande le même terme aux sujets qui s'adonnent ordinairement à l'escrime.

Je recommande, pour une même période, d'éviter l'action
de soulever les fardeaux, surtout si ceux-ci sont assez lourds
pour que leur effort soit nécessairement brusque et violent.

Je recommande la *marche* et surtout *la marche méthodique*.

Je n'autorise pas volontiers la course et surtout le saut.
J'ai vu des chasseurs se remettre à leur sport favori, très
rapidement. Je leur recommandais de ne pas sauter les fos-
sés. Ils avaient bien conscience que cette recommandation
était nécessaire.

J'ai recommandé comme exercice l'usage de *la bicyclette*,
bien entendu en excluant les grandes vitesses et la montée
de rampes. Je puis citer comme l'un des plus beaux exemples de guérisons bien solides celui d'un jeune homme qui,
aussitôt après son lever au cours de la quatrième semaine,
reprit régulièrement et méthodiquement l'usage de la bicyclette. J'ai eu l'occasion de le revoir en parfait état neuf ans
après l'opération.

Sans la prescrire aussi rapidement, je la conseille comme
un des premiers exercices que l'on puisse autoriser.

Enfin et lorsque la période de consolidation des cicatrices

est passée, période qu'il faut évaluer un peu différemment selon les âges et selon la qualité des tissus, mais qu'il ne faut guère évaluer à moins de six mois, il faut se rappeler que l'on n'a jamais intérêt à demander à un sujet de l'immobilisation. *Toutes les immobilisations sont plus propres à rappeler la hernie qu'à la prévenir.* Je suis assuré, quoique mes cas de récidive soient bien rares, que quelques-uns n'ont eu d'autre origine que l'inaction du sujet, inaction souvent *conseillée par le médecin.*

Si on revoyait régulièrement ses opérés, on pourrait ainsi prévenir par ses conseils un certain nombre des causes de récidive.

On pourrait aussi, si cette récidive menace, placer le sujet dans des conditions telles qu'il ressente encore d'une façon absolue le bénéfice de l'opération.

EXERCICES GYMNASTIQUES SPÉCIAUX

UTILES APRÈS LA CURE RADICALE DE LA HERNIE INGUINALE

On n'a malheureusement pas assez souvent l'occasion de suivre les opérés de cure radicale, car il serait à coup sûr très utile pour eux de suivre une gymnastique spéciale que j'ai eu quelques occasions d'instituer pour certains sujets, et qui m'a donné les meilleurs résultats.

Une gymnastique répétée, bien limitée à certains muscles, peut faire croître ces muscles dans une proportion vraiment tout à fait importante, et la gymnastique des muscles de la paroi abdominale antérieure peut donner des résultats extraordinaires.

On peut commencer ces exercices de bonne heure après une opération, car ils doivent être faits dans la position couchée et par conséquent ne donneront aucune tendance à un effort préjudiciable à la solidité de la paroi abdominale.

Le sujet étant couché, la tête un peu basse, on lui fait faire des exercices de flexion du corps qui consistent à se relever soit par un effort sans point d'appui, soit, ce qui est moins violent, en fixant les pieds sur une barre ou sur un meuble.

Il fléchit alors le corps en avant.

Il peut faire le mouvement inverse, c'est-à-dire enlever les pieds de façon à laisser la tête et le tronc en bas.

En faisant ces deux mouvements, on sent bien durcir les muscles droits antérieurs et toute la paroi abdominale.

Les mêmes mouvements de flexion pourront être faits en inclinant le corps alternativement à droite et à gauche. Il est facile à voir alors par la localisation du durcissement des muscles que les obliques se contractent.

Ces mouvements seront faits sans violence et répétés souvent. C'est la *répétition fréquente* de ces mouvements, avec une *rapidité progressive*, qui assurera le mieux le développement de toute la paroi musculaire abdominale.

Si on veut augmenter la puissance de ces mouvements, on pourra plus tard charger les mains avec des haltères et rendre ainsi les mouvements de flexion plus laborieux.

J'ai eu l'occasion de faire faire à quelques sujets ces exercices, et j'ai eu la satisfaction de constater l'augmentation de puissance de la paroi abdominale.

Ce devrait être le complément indispensable de toute opération de cure radicale de hernie.

Ce travail musculaire bien méthodique et bien limité aurait un avantage aussi bien pour les sujets peu musclés que pour les sujets très musclés, qui ne sont pas aussi rares qu'on veut bien le dire parmi les hernieux.

Non seulement ces exercices contribuent à rendre de la puissance musculaire au sujet mais ils l'assurent contre les mauvaises conséquences des exercices de force auxquels, aussitôt la convalescence passée, il aura une tendance à se livrer. Malheureusement la gymnastique méthodique est rarement pratiquée chez nous ; la culture physique est encore trop peu en honneur et la culture physique appliquée aux difformités est encore plus rare que celle que l'on peut obtenir des sujets normaux.

PORT DU BANDAGE DANS DES CURES IMPARFAITES

Si chez un sujet bien observé on voit une tendance à l'effondrement de la paroi, il y a lieu de faire porter un bandage. Or ce bandage ne doit pas être un bandage banal. Il ne doit pas avoir une pelote *qui pique*, comme le bandage qui doit fermer le bas du canal inguinal. S'il pique, il achève d'user la cicatrice dans un point où elle résistait.

Le ressort peut et doit être d'abord de force très médiocre puisqu'il doit soutenir une région et non maintenir une hernie réduite. La pelote doit être arrondie et large, de façon à soutenir doucement toute la région qui menace de s'effondrer.

Dans ce cas, on empêche l'ouverture herniaire de se former. Le bandage n'a pas à prévenir la sortie d'une hernie. Il soutient simplement en quelque sorte une hernie qui ne sort pas. C'est chose fort différente. On peut considérer que ces cas donnent encore une solution favorable comme ceux que l'on observait au début des essais de la cure radicale.

Mais il faut pouvoir saisir cet état intermédiaire préparant la récidive. Il ne faudrait pas croire que tous les cas de récidive passent par cet état intermédiaire.

Quand les récidives tiennent à des opérations défectueuses qui ont gardé un infundibulum ou un prolongement intra-inguinal, elles sont privées de cette période qui n'existe que pour des opérations bien faites suivant une méthode assez destructive pour être correcte. Aussi je n'indique le bandage particulier que je conseille que pour les cas opérés d'ailleurs en bonne et complète condition mais sur des sujets impropres à la réparation parfaite.

CONCLUSIONS

Ces quelques réflexions faites sur la manière de favoriser la bonne terminaison des cures radicales inguinales, il faut bien savoir que d'une manière habituelle les résultats sont tels que le sujet oublie bien souvent l'infirmité pour laquelle il a été opéré. Non seulement il est suffisamment solide, mais cette solidité est telle qu'elle est habituellement supérieure à celle du côté opposé, du côté normal. Bien souvent mes opérés m'ont affirmé avoir cette sensation et ce souci.

Cette sensation confortable de l'opéré qui non seulement ne ressent plus de douleur, mais se trouve notablement plus fort qu'il ne l'était auparavant, rend peut-être plus importante encore la surveillance du médecin. Ou, du moins, celui-ci doit être bien averti de ce qui est favorable à son client, de façon à l'en instruire et à lui faire obtenir le maximum de ce que l'opération peut lui donner.

Je puis dire que ce sont avant tout les sujets qui ont eu la docilité et la prudence nécessaires qui ont tiré de la cure radicale les résultats vraiment inattendus d'abord.

J'ai suivi ainsi non seulement des officiers, cavaliers vigoureux et irréprochables. Mais j'ai vu des militaires engagés et faisant leur service sans accroc. J'ai vu des manœuvres se livrant à des métiers très durs.

Parmi les gens du monde, j'en ai dirigé dans l'adoption d'exercices sportifs qu'ils n'avaient jamais connus. La hernie de l'enfance les en avait jusque-là complètement éloignés.

Il n'y a certainement pas de difformité ou de maladie chirurgicale pour laquelle l'intervention du médecin puisse être

plus parfaitement efficace que la hernie inguinale. Il n'y en a
guère dont le médecin ne se soit plus complètement désin-
téressé.

Même à l'heure actuelle il ne s'imagine pas que son intervention, que ses conseils soient aussi nécessaires et efficaces
qu'ils le sont réellement et je serais très heureux de vous
inculquer cette notion de façon à vous mettre à même d'intervenir à votre tour, autant que la cause le mérite et autant que
le progrès chirurgical doit permettre de le faire.

INDEX BIBLIOGRAPHIQUE DES PUBLICATIONS
DU DOCTEUR LUCAS-CHAMPIONNIÈRE
SUR LA CURE RADICALE DES HERNIES

J'ai réuni ci-dessous l'indication de la plupart des publications que j'ai faites sur le sujet de la cure radicale.

Cure radicale après étranglement. *Congrès d'Amsterdam*, 1879.

Note sur mes premières observations, in *Cure radicale des hernies*. Thèse de concours de PAUL SEGOND, 1883.

Épiploïte enflammée. *Société de Chirurgie*, 1883.

Cinq observations de cure radicale de hernie sans étranglement. *Congrès de Chirurgie*, 188.

Cure radicale de hernie épiploïque. *Société de Chirurgie*, 1885.

Cure radicale des hernies sans étranglement. *Journal de Médecine et de Chirurgie pratiques*, avril 1886.

Cure radicale des hernies. Un volume de 125 pages, avec 13 figures, 1887.

Cure radicale des hernies sans étranglement; conditions de succès et indications opératoires. *Semaine médicale*, août 1887.

Cure radicale. *Société de Chirurgie*, 1887, page 737.

Descente artificielle des testicules dans un cas de cryptorchidie. *Société de Chirurgie*, 1887, p. 658.

Hernie du gros intestin irréductible par hypertrophie des franges épiploïques. *Société de Chirurgie*, 1888, page 562.

Cure radicale pour irréductibilité par franges de l'intestin. *Société de Chirurgie*, 1888.

Cure radicale. *Congrès français de Chirurgie*, 1888.

Rapport sur une épiplocèle tuberculeuse. *Société de Chirurgie*, 1888, page 816.

Étude sur la cure radicale de la hernie non étranglée ; statistique de 120 opérations; inutilité du bandage après l'opération. *Journal de Médecine et de Chirurgie pratiques,* décembre 1888.

Épiplocèles adhérentes au sac. Thèse de LÉON MARÉ. Thèse Paris, 1887.

Cure radicale des hernies et des hydrocèles congénitales. Thèse de WINOCOUROFF, Paris, 1888.

Des hernies inguinales congénitales. Thèse de CHAUVEAU, Paris, 1888.

Les résultats éloignés de la cure radicale de la hernie épigastrique. Thèse de LE PAGE, Paris, 1888.

De la cure radicale des hernies ombilicales. Thèse de BARBIER (Paul), Paris, 1888.

Ectopie testiculaire simple ou compliquée de hernie congénitale. *Société de Chirurgie,* 1889, page 311.

Cure de la hernie sans étranglement chez la femme. *Journal de Médecine et Chirurgie pratiques,* 25 octobre 1891.

Cure radicale des hernies inguinales chez la femme. *Société de Chirurgie,* 1891, p. 404.

Cure radicale de la hernie inguinale chez la femme et en particulier de la hernie congénitale. *Journal de Médecine et Chirurgie pratiques,* année 1891, juillet.

Contribution à l'étude de la hernie inguinale congénitale chez la femme et des hernies de l'ovaire, par H. BOUDAILLE. Thèse, Paris, 1891.

Cure radicale des hernies. Volume de 720 pages, avec tableaux statistiques de 275 opérations. — Ouvrage ayant obtenu un prix Montyon à l'*Académie des sciences,* 1892.

Hernies enkystées. *Société de Chirurgie,* 1892, page 799.

Cure radicale de la hernie ombilicale, par J. BACRI, Paris, 1892.

Ectopie testiculaire et son traitement, par le Dr PAUL BEZANÇON, Paris, 1892.

De la cystocèle inguinale rencontrée au cours de la kélotomie, HENRI BOURBON, Paris, 1892.

Sur la cure radicale des hernies. — Série nouvelle de 114 cas complétant un total de 389 cas; mémoire présenté à l'Association pour l'avancement des sciences. *Journal de Médecine et de Chirurgie pratiques,* novembre 1893.

Hernie traumatique opérée de cure radicale. *Société de Chirurgie,* 1893, page 470.

La hernie ombilicale. — Thérapeutique et cure radicale. — Sur 18 cas de hernies ombilicales et 11 cas de hernies épigastriques traitées par la cure radicale. — A propos du bandage et de quelques soins palliatifs. — La purgation. — *Journal de Médecine et Chirurgie pratiques*, 25 août 1895.

Rôle de la graisse dans les hernies. *Journal de Médecine et Chirurgie pratiques*, 10 septembre 1896.

Conditions de solidité des parois abdominales après la cure radicale de la hernie. *Congrès de Moscou*, 1897.

Considérations sur la hernie crurale, sa cure radicale par le procédé de Lucas-Championnière. Thèse de TERMET, Paris, 1898, G. Steinheil.

Hernie congénitale ; cure radicale. *Société de Chirurgie*, 1899, page 291.

Traitement de la hernie par la bicyclette. — Les exercices chez les hernieux. — Usage de la bicyclette pour les complications des hernies. *Journal de Médecine et de Chirurgie pratiques*, 10 février 1899.

Les anomalies du testicule. — Anomalies de nombre, de volume, de situation. — Ectopie abdominale double ou cryptorchidie. — Opération d'abaissement et cure radicale des hernies. — Résultats au bout de 12 ans. — 44 opérations faites pour ectopies testiculaires doubles et simples. — Résultats heureux. — Importance de la hernie et de la cure radicale. *Journal de Médecine et de Chirurgie pratiques*, 10 juillet 1900.

Cure radicale de la hernie inguinale, d'après neuf cent quatrevingt-neuf opérations. — Description de la méthode avec figures. — Quelques résultats. Extrait du *Journal de Médecine et de Chirurgie pratiques*, année 1901, 10 avril.

Essai sur une forme spéciale d'épiploïte chronique et sur la torsion de l'épiploon. Thèse de GEORGES BRUNÈT, Paris, 1902.

Cas de hernie inguinale de la vessie observés au cours de la cure radicale. — La blessure et la suture de la vessie ; opération sans ouverture de la vessie. *Journal de Médecine et de Chirurgie pratiques*, 10 novembre 1902.

Traitement palliatif de la hernie ombilicale. — Les bandages, *Journal de Médecine et de Chirurgie pratiques*, 10 mars 1903.

Hernies, hygiène et thérapeutique, un vol. de 310 pages, avec 101 figures, chez Rueff, 1904.

Les épanchements liquides dans la tunique vaginale et dans les hernies. L'inversion du sujet et le traitement palliatif. *Journal de Méd. et de Chir. pratiques*, 25 mai 1904.

La résection du cordon sans castration comme complément de la cure radicale de la hernie inguinale. *Journal de Méd. et de Chir. pratiques*, 10 déc. 1905.

La hernie accident du travail. *Journal de Méd. et de Chir. pratiques*, 10 sept. 1906.

Conclusions sur la cure radicale de la hernie inguinale, in comptes rendus de la *Société internationale de Chirurgie*, 1908.

La résection du cordon complément de l'opération de cure radicale de la hernie inguinale. *XVI⁰ Congrès international de Budapest*, 1909.

TABLE DES MATIÈRES

VIII

IX

X

XI

XII

XIII

INDEX BIBLIOGRAPHIQUE

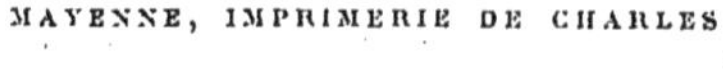

MAYENNE, IMPRIMERIE DE CHARLES COLIN

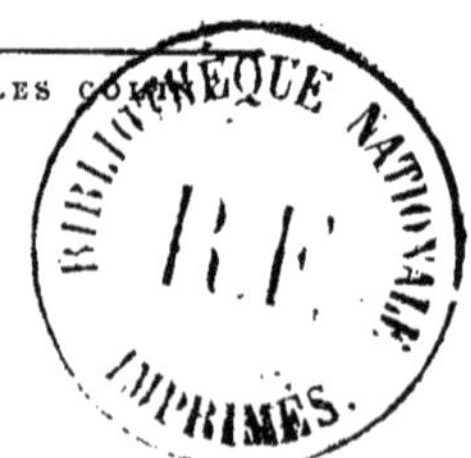

MAYENNE, IMPRIMERIE DE CHARLES COLIN